Edeltraud Rohnfeld

Yoga auf dem Stuhl

Ein Übungsbuch für Beruf und Alltag

via nova
Verlag Via Nova

Edeltraud Rohnfeld

Yoga auf dem Stuhl

Ein Übungsbuch für Beruf und Alltag

vianova
Verlag Via Nova

6. Auflage 2022
Verlag Via Nova, Alte Landstraße 12, 36100 Petersberg
Telefon: (06 61) 6 29 73
Fax: (06 61) 96 79 560
E-Mail: info@verlag-vianova.de
Internet: www.verlag-vianova.de
Umschlaggestaltung: Guter Punkt, München
Satz: typo-service kliem, 97647 Neustädtles
Druck und Verarbeitung: Appel & Klinger, Schneckenlohe

ISBN 978-3-86616-455-0

Erika Hammerström

und einem ganz bestimmten Engel gewidmet.

Inhaltsverzeichnis

Einleitung

Was ist Yoga auf dem Stuhl?

Die Geschichte des Yogas ist mehr als 5000 Jahre alt. Sie begann damit, dass weise indische Einsiedlermönche das Verhalten von Tieren studierten, um dem Geheimnis des langen Lebens auf die Spur zu kommen. Warum lebt eine Schildkröte hundert Jahre und mehr, eine Maus aber nur drei bis fünf? Es ging um das Geheimnis der Unsterblichkeit. Wesentliche Säulen schienen Stressfreiheit, eine langsame, tiefe Atmung, regelmäßige Bewegung an frischer Luft, eine gute Ernährung und spezielle Reinigungstechniken zu sein.

Diese weisen Männer Indiens, Rishis genannt, fügten diesen Weisheiten von der Gesundheit des Körpers noch ethische und moralische Regeln für den Geist des Menschen hinzu. Aufrichtigkeit, Gewaltlosigkeit und Hingabe an den Dienst am Menschen waren einige ihrer Grundregeln. So ist der Weg des Yoga entstanden. Das Wort Yoga kommt von Yui, „zusammenfügen", und meint die Vereinigung oder Harmonie von Körper, Geist und Seele. So wird Yoga seit Jahrtausenden gelehrt. Zunächst war es nur als Weg für die geistige Elite Indiens gedacht, für die Besten der Besten. Die Lehre blieb im Geheimen. Doch im 20. Jahrhundert, nicht zuletzt durch die Kolonialisierung Indiens durch die Engländer, öffneten sich die Pforten des Wissens für den Westen. Erste englische Yogabücher entstanden und in den vierziger Jahren kam Yoga als Weg der gesunden Lebensführung auch nach Deutschland. In den sechziger Jahren wurde es durch die Hippie-Bewegung populär.

Inzwischen ist Yoga eine anerkannte Körpertherapie, die besonders in der Wellnessbewegung, zusammen mit dem Ayurveda, der Wissenschaft vom langen Leben, Anerkennung findet.

Stuhl-Yoga jedoch ist relativ neu. Es wurde erst in den achtziger Jahren von *Erika Hammerström* entwickelt. So wurde das Yoga für die Starken zum Yoga für die Schwachen. Im Zentrum dieses Yogas stehen Übungen, die für Menschen geeignet sind, die etwas für ihre Gesundheit und ihr Wohlbefinden tun möchten, aber nicht mehr stundenlang im Lotussitz auf einer Matte sitzen können oder in den Kopfstand gehen wollen.

In diesem Buch nun wird *erstmalig* gezeigt, wie viele Yogaübungen auf dem Stuhl ausgeführt werden können. So gibt es Übungen zur Aktivierung der Füße, der Beine, der Arme und Hände, des Rückens, des Nackenbereiches, der Augen, ja sogar des Gehirns. Ein Mensch, der in seiner Bewegungsfreiheit eingeschränkt ist, muss also nicht mehr auf Yoga verzichten. Er kann sein Schicksal selbst in die Hand nehmen, durch Bewegung die Durchblutung fördern, mehr Sauerstoff zu den Zellen bringen und so nach und nach die Beweglichkeit erhöhen und die Funktion des Gehirns verbessern.

Die Yoga-Übungen, die ich Ihnen in diesem Buch vorstelle, können von fast jedem Menschen ausgeführt werden, denn die Herangehensweise ist leicht verständlich, die Ausführung der Übungen stark vereinfacht und trotzdem wirkungsvoll. Ob Sie älter oder jünger sind, ob Sie durch Ihren Beruf oder durch die Familie stark beansprucht sind oder Ihren Tagesablauf größtenteils selbst bestimmen können – diese Art des Yogas macht es allen Menschen leicht, daran teilzunehmen, denn es bedarf keinerlei besonderer Voraussetzung und kann sogar in vielen Alltagssituationen ausgeführt werden. Die einzigen wirklichen Voraussetzungen sind ein Stuhl oder eine andere Sitzgelegenheit, ein einigermaßen ruhiger Ort, drinnen oder auch – bei schönem Wetter – draußen und bequeme Kleidung, die nicht einengt.

Sie können alleine zu Hause geübt werden oder in einer Yoga-Gruppe. Hier bietet sich der Vorteil an, dass eine Gruppe die eigene Motivation steigert und neue Kontakte entstehen können. Wenn Sie gerne Yoga in einer Gruppe erlernen möchten, suchen Sie sich eine Lehrkraft, die Ihnen sympathisch ist und deren Unterricht Ihnen zusagt. Umso mehr Spaß wird es Ihnen bereiten, Yoga in einer Gruppe zu erlernen, und umso regelmäßiger werden Sie am Unterricht auch teilnehmen wollen. Wählen Sie keine Lehrkraft, die dogmatisch ist, denn Yoga hat nichts mit Dogmatismus zu tun.

Wenn Sie zu den Menschen gehören, die keine Zeit haben, regelmäßig eine Yoga-Gruppe zu besuchen, weil Sie beruflich stark gefordert oder viel unterwegs sind, dann kann Ihnen dieses Buch, auch auf Reisen oder in den Arbeitspausen, Anregungen zum Üben geben. Mit dieser Form des Yogas sind Sie flexibel.

Bestimmte Yogaübungen können im Zug oder Flugzeug sitzend oder auch während der Pause beim Autofahren angewendet werden. Ebenso können lästige Wartezeiten, ob beim Arzt oder an der Bushaltestelle, durch ein paar Übungen angenehmer verbracht werden. Auch im Park auf einer Bank oder im eigenen Garten lassen sich die Übungen gut anwenden und der Feierabend kann durch die Entspannung, die sich einstellt, mehr genossen werden.

Die Übungen in diesem Buch sind so abgewandelt, dass Sie sie, auch wenn Sie noch so ungelenkig sind, ohne Bedenken ausprobieren können. Der Effekt ist groß und die Verletzungsgefahr gering. Sollten Sie die Übungen nur ansatzweise ausführen können, weil es Ihr Körper nicht anders zulässt, dann ist das trotzdem ein Erfolgserlebnis. Nie sollten Yogaübungen akrobatisch oder mechanisch ausgeführt werden, sondern mit Ruhe. Damit ist nicht nur die körperliche Ruhe gemeint, sondern auch die geistige Ruhe, indem es genossen wird, eine geraume Zeit in der Übung zu verharren. Im Yoga heißt es: Ein schwacher Reiz genügt. Jede Yoga-Übung sollte nur bis zur Schmerzgrenze ausgeführt werden, ohne Druck oder Zwang.

Ich habe dieses Buch so aufgebaut, wie ich meine Yoga-Stunden abhalte: Wir beginnen mit einem ausgiebigen Dehnen und Strecken und den Atemübungen. Dann machen wir Übungen für die Füße und Beine, gefolgt von den Übungen für Hände, Arme und Rücken. Als Nächstes wird das Schulter- und Nackengebiet behandelt und ergänzend widmen wir uns dem Kopfbereich. Zum Abschluss folgt die Entspannung: Wir gehen den Körper durch, wobei wir jeden Körperteil bewusst entspannen.

Diese Vorgehensweise ist eine Struktur, die sich in meinen Unterrichtstunden bewährt hat, ist aber keinesfalls verbindlich. Dennoch sollten Sie keine Übungen machen, ohne vorher die Dehn- und Atemübungen durchgeführt zu haben, da die Energie durch bewusstes Dehnen und Strecken im ganzen Körper besser fließen kann und die Atemübungen die Gedanken beruhigen.

Durch regelmäßiges Üben werden Sie sehr bald einen angenehmen Effekt spüren.

Warum Yoga in der heutigen Zeit?

Wir Menschen haben eines gemeinsam: Wir alle atmen die gleiche Luft, wir möchten glücklich sein und das Leben genießen. Das Grundbedürfnis Lebenslust setzt voraus, dass wir uns wohlfühlen und eins sind mit dem, was wir tun. Zu viel Stress und Probleme bewirken Lustlosigkeit, Müdigkeit, Antriebsarmut. Bei Dauerstress kann sich dies sogar auf Dinge auswirken, die wir eigentlich gern tun.

Yoga lehrt, dass der Ort der inneren Ruhe und des Gelassenseins, wo wir immer wieder neuen Mut und neue Kraft schöpfen können, letztlich in uns selbst liegt. Natürlich können wir diesen Zustand auch immer wieder im Außen suchen. Ein schöner Fleck in der Natur, ein langer Spaziergang im Wald, ein Urlaub am Meer. Wer aber hat schon fast täglich Zeit, im Wald spazieren zu gehen? Die Urlaubstage sind gezählt und die eigene Familie oder andere Verpflichtungen möchten auch genügend Raum haben in diesen kostbaren, freien Tagen. Deshalb ist es wichtig, die Erholung regelmäßig in den Alltag einbringen zu können. So können Sie lernen, mit Stress anders umzugehen, in belastenden Situationen trotzdem gelassen zu bleiben.

Ich selbst erlernte Yoga als junges Mädchen. Ich befand mich gerade in einer schwierigen Phase, fühlte mich nach der Rückkehr von einem sechsmonatigen Auslandsaufenthalt orientierungslos.

Ich wollte gerne anderen Menschen helfen, wusste aber, dass ich selbst erst einmal Hilfe und Unterstützung benötigte.

Die Entdeckung des Yogas war für mich ein überaus wichtiger Meilenstein in meinem Leben. Endlich schien ich Antworten zu finden auf meine vielen inneren Fragen. Ich spürte, wie mich die Yoga-Übungen selbstbewusster und klarer machten. Ich fand mehr Stabilität und Gelassenheit in mir selbst. Ich nahm meinen Körper bewusster wahr, spürte deutlicher, ob ich eine gerade Haltung beim Gehen einnahm oder ob sich meine Schultern leicht nach vorne neigten, weil mich viele Probleme belasteten.

Nach jeder Yogastunde fühlte ich mich frisch, gut gelaunt, ausgeglichen und stand dem Leben und seinen Herausforderungen anders gegenüber. Ich spürte auch, wie meine Lebensfreude stieg. Ich vertiefte meine sozialen Kontakte, und meine Bereitschaft, mich auf Risiken einzulassen, wurde größer.

Ab diesem Zeitpunkt führte ich die Yoga-Übungen regelmäßig aus. Die größte Motivation dafür war das schöne, wohlige Gefühl während und nach der Yogastunde. So wie ich das Fließen in meinem Körper nach jeder Übung verstärkt wahrnahm, so konnte ich auch vermehrt mit dem Leben fließen. Ich erkannte, dass ich bestimmte Dinge nicht beeinflussen konnte (und kann), und hörte auf, mich deswegen innerlich aufzureiben. Dagegen begann ich, mich auf die Dinge in meinem Leben zu konzentrieren, die ich beeinflussen konnte, und dies gab mir ein verstärktes Gefühl von innerer Sicherheit und einen neuen Weitblick. Mir wurde klar, wie sehr mein Glück in meinen eigenen Händen liegt, und die Motivation, das Schönste und Beste aus meinem Leben zu machen, nahm beständig zu. (Dieses Buch ist ein Beitrag dazu.)

Ich möchte Sie, liebe Leser, dazu motivieren, nicht nur Yoga für die eigene Gesundheit zu lernen, sondern auch dazu, dass Sie Ihr Gefühl der Lebensfreude, Frische und inneren Ruhe durch Yoga steigern können. Wenn Sie sich psychisch wohlfühlen, wird auch Ihr Körper gesünder und widerstandsfähiger. Wir alle möchten glücklich sein. Wer hält Sie davon ab, außer Sie selbst? Sicher ist der Partner manchmal anders, als wir ihn uns oft wünschen. Ebenso die Kinder, die Eltern, Autoritätspersonen, Kollegen und Freunde. Wir können uns für den Rest unseres Lebens darüber beschweren, dass die Menschen nicht so sind, wie wir sie gerne hätten, können aber auch mit Hilfe von Yoga erlernen, mit unseren Mitmenschen einen verständnisvolleren und liebevolleren Umgang zu pflegen, weil wir diesen Umgang mit uns selbst durch Yoga üben. Wir alle haben in der heutigen Zeit viel Stress, Aufgaben, die uns überfordern, Konflikte, die zu schwierig erscheinen, um gelöst zu werden. Selbst Kinder in unserer Gesellschaft sind stark belastet, durch Schulstress, die Angst, nicht gut genug zu sein und zum Außenseiter zu werden. Durch die hohen Anforderungen in unserer Leistungsgesellschaft fühlen wir uns schnell in eine Position gedrängt, immer kämpfen zu müssen, und oft sind wir dabei alleine. Selbst – oder vielleicht sogar besonders – die Menschen, die uns nahestehen, fordern uns immer wieder neu heraus.

Um all diese Herausforderungen bestehen und sich auch mit Freude darauf einlassen zu können, kann uns Yoga sehr hilfreich sein. Ich selbst könnte mir mein Leben ohne Yoga nicht mehr vorstellen, unabhängig davon, dass ich es auch unterrichte.

Wenn Sie Yoga lernen, müssen Sie nicht davon ausgehen, dass Sie einen schlanken und sportlichen Körper oder ein bestimmtes Alter haben, Vegetarier oder Nichtraucher sein müssen. Beginnen Sie einfach mit den Übungen und beobachten Sie, was geschieht. Lassen Sie sich einfach auf dieses Abenteuer ein. Zu Anfang reichen drei bis fünf Übungen, diese sollten aber wirklich mit Konzentration und ohne Ablenkungen von außen ausgeführt werden. Machen Sie die Übungen ohne Druck, besonders ohne Leistungsdruck. Führen Sie sie so aus, wie es Ihr Körper von selbst erlaubt, und bewerten Sie sich nicht, wenn Ihnen eine Übung längst nicht so gelingt, wie Sie es sich wünschen. Der menschliche Körper begreift schneller, als Sie denken. Wenn Sie die Übungen eine Weile regelmäßig ausführen, werden Sie spüren, dass Ihr Körper sich daran erinnert und es schon viel leichter geht.

Forcieren Sie nichts. Loslassen und Geschehenlassen sind zwei grundlegende Regeln für ein freudvolles Yoga. Wenn Ihnen dies schwerfällt, dann üben Sie es bewusst. Sie werden bald feststellen, dass sich der positive Wert des Loslassens und Geschehenlassens auch auf Ihren Alltag heilsam auswirkt.

Seien Sie geduldig mit sich. Hegen Sie nicht die Erwartung, sofort ein gesteigertes Körpergefühl zu erreichen. Dieses Gefühl kommt in seiner eigenen Zeit – vielleicht dann, wenn Sie es gerade nicht erwarten.

Falls Sie Raucher sind und sich diese Angewohnheit abgewöhnen oder einschränken möchten, dann führen Sie ein- bis zweimal täglich eine Weile ganz regelmäßig die Atemübungen aus und lassen Sie die gewünschte Zigarette einfach mal weg. Lernen Sie mit bewusstem Ausatmen loszulassen. Führen Sie die Atemübungen auch mal bei einem Spaziergang im Wald aus. Es mag sein, dass der Wunsch nach einer Zigarette schneller abnimmt, als Sie annehmen.

Ebenso verhält es sich mit Kaffee, Alkohol und anderen Drogen. Wenn Sie erst einmal dieses Gefühl des Getragenwerdens und des Geborgenseins in sich selbst erfahren, kann Ihre innere Stabilität wachsen und Ihr Selbstbewusstsein wird stärker. Die Wahrnehmung wird verfeinert, der Blick fürs Wesentliche geschärft, Stimmungsschwankungen nehmen ab. Der nächtliche Schlaf wird tiefer und erholsamer. Die Freude am Leben nimmt zu.

Ein weiterer Aspekt des Yogas ist die Fähigkeit, bewusst in der Gegenwart zu sein. Achten Sie einmal auf Ihre Gedanken und auf das, was Sie und andere in Gesprächen äußern. Viele Menschen befinden sich oft in der Vergangenheit oder in der Zukunft. In der Hetze unserer heutigen Zeit geht der Zauber des Augenblicks oft verloren. Er wird gar nicht wahrgenommen. Dieser Augenblick – gerade jetzt – kommt nie wieder genauso, wie er gerade ist. Dieser Augenblick, die Gegenwart, ist alles, war wir gerade haben. Die Vergangenheit ist vorbei mit allem, was zu ihr gehörte, und die Zukunft ist ein Geheimnis – vielleicht auch ein Geschenk.

Beim regelmäßigen Ausführen der Yoga- und Entspannungsübungen können Sie lernen, die Gegenwart – diesen ganz bestimmten Moment – zu genießen und wertzuschätzen.

Ich wünsche Ihnen viel Spaß und Freude beim Lesen und Ausführen der Übungen.

Die Übungen

Allgemeine Regeln

Führen Sie Ihre Yogaübungen nicht mit vollem Magen durch, sondern eine Stunde nach einer kleinen und etwa zwei Stunden nach einer größeren Mahlzeit.

Nehmen Sie sich nach jeder Yogaübung Zeit, um nachzuspüren.

Konzentrieren Sie sich dabei auf die Körperstellen, die bewegt wurden, und/oder auf das einfache Ein- und Ausatmen. Zu Anfang mag es Ihnen vielleicht schwerfallen, sich nur auf den Atem zu konzentrieren. Aber auch dies ist reine Übungssache. Nach und nach werden Sie bemerken, dass es Ihnen leichter fällt, nicht jedem Gedanken nachzugehen, der mit der jeweiligen Yogaübung nichts zu tun hat.

Je mehr Sie sich in den Ruhepausen auf Ihren Atem konzentrieren können, desto mehr innere Ruhe werden Sie spüren und um so effektvoller ist die Wirkung jeder Übung (Sie sehen also, dass das Nachspüren von großer Wichtigkeit ist).

Die Übungen sollten in einem gut gelüfteten, angenehm temperierten Raum stattfinden.

Außengeräusche sollten – sofern Sie dies beeinflussen können – möglichst unterbunden werden.

Bei schönem Wetter empfiehlt es sich, die Yogastunde nach draußen zu verlegen (direkte Sonneneinwirkung sollte allerdings vermieden werden). Wenn Sie einen schönen Platz in der Natur gefunden haben, werden

Sie mit Freude feststellen, wie schön es ist, sich bei Vogelgezwitscher, leichtem Windsäuseln oder Meeresrauschen zu entspannen. Eine Yogastunde unter freiem Himmel kann ein besonderer Genuss sein!

Baden, Duschen oder Schwimmen direkt nach der Yogastunde sind ungeeignet, denn Yoga regt die Durchblutung zu unseren inneren Organen an. Durch Baden, Duschen oder Schwimmen wird das Blut wieder zurück an die Hautoberfläche transportiert. Die Wirkung der Yogaübungen ist somit wieder aufgehoben. Warten Sie etwa ein bis zwei Stunden, dann können Sie ein Bad nehmen oder schwimmen gehen.

Bei den meisten beschriebenen Übungen ist die Atmung erwähnt. Achten Sie bei der Durchführung jeder Übung auf das richtige Ein- und Ausatmen. (Ist bei verschiedenen Übungen der Atem nicht weiter erwähnt, so lassen Sie ihn fließen.)

Nehmen Sie während der Yogastunde keine Telefonanrufe an. Am besten den Stecker herausziehen oder das Gespräch auf den Anrufbeantworter aufnehmen lassen. Unterbrechungen würden den Prozess der inneren Ruhe und des Loslassenkönnens stören. Sorgen Sie schon vor der Stunde dafür, dass Sie so wenig wie möglich gestört werden. Umso tiefer können Sie sich entspannen.

Machen Sie Ihre Yogastunde zu einem regelmäßigen wöchentlichen Termin in einer Gruppe, wo Sie sich wohlfühlen und soziale Kontakte entstehen können, und/oder führen Sie die Übungen regelmäßig zu Hause durch, als einen Akt der Selbstliebe und der Selbstfindung.

Hierbei können zu Anfang CDs und DVDs hilfreich sein. (Näheres dazu im Anhang.)

1.
Die Wichtigkeit der Atemübungen

Pranayama – die Kontrolle des Atems

Yoga zu erlernen beinhaltet neben den Körperübungen auch das korrekte Ausführen von Atemübungen, d. h. tiefes, bewusstes, kontrolliertes Atmen. Die meisten Menschen sind flache Atmer, die nicht genügend Lebensenergie – Prana – und Sauerstoff bekommen, um das Nervensystem und den Blutstrom zu normaler Gesundheit zu beleben. Viele chronische Krankheiten und atembezogene Zustände können durch richtiges Atmen verhindert oder gelindert werden.

Im Yoga wird richtiges, bewusstes Atmen „Pranayama" genannt. Dieser Begriff stammt aus dem Sanskrit und bedeutet: „Die Kontrolle des Atems". Er setzt sich zusammen aus den Wörtern Prana und Yama. Prana bedeutet „Göttliche Mutter Energie" oder „Universelle göttliche Kraft" und Yama „Kontrolle" oder die Wissenschaft von der Kontrolle. So ist Atemkontrolle auch Kontrolle der Energie.

Jedes Lebewesen unterliegt dieser göttlichen Energie, sie unterstützt und stärkt, wechselt und ändert sich, soweit es nötig ist, um die Funktionen des Lebens auszubalancieren.

Es ist die gleiche Energie, die uns Lebensfreude und Vitalität schenkt, die unsere Ausstrahlung heiter und lebendig macht.

Wir erhalten das meiste Prana, das wir brauchen, durch die Luft, die wir atmen. Den Rest nehmen wir über das Essen, Wasser und einen kleinen Teil durch die Haut auf. Das Prana wird beim Atmen durch freiliegende Nervenenden des Körpers, hauptsächlich in den Nasenlöchern, aufgenommen. Ähnliche Nervenenden befinden sich im Mund und Rachen, wodurch wir das Prana beim Essen und Trinken aufnehmen können. Deshalb ist es wichtig, die Nahrung gut zu kauen, nicht nur, um die Verdauung zu erleichtern, sondern um das Prana aus der Nahrung aufzunehmen. Wasser sollte immer schluckweise und langsam getrunken werden und nie zum Essen.

Zu flaches und falsches Atmen hat zur Folge, dass der Brustkorb versteift, die Atemmuskulatur verkümmert, sodass nicht genügend Sauerstoff für den gesunden Ablauf des Stoffwechsels zur Verfügung steht. So erleiden die Zellen unseres Körpers immer mehr Schaden, denn der Sauerstoff garantiert den vollständigen Abbau der Nahrungsstoffe zu leicht ausscheidbaren Stoffwechsel-Endprodukten. Ist aber die Ausscheidung der Stoffwechsel-Endprodukte gestört, wird das Blut zäh und dickflüssig. Die Blutgefäße werden dabei immer mehr verstopft, das Herz stärker belastet, der Blutdruck steigt. Die nicht ausgeschiedene Kohlensäure stört das Säure-Basen-Gleichgewicht. Deshalb ist eine richtige Ausatmung ebenso wichtig wie eine richtige Einatmung. Ohne vollständige Ausatmung ist eine vollständige Einatmung nicht möglich.

Bei einer tiefen und vollständigen Einatmung wird das Blut von der Peripherie des Körpers zur Lunge gesaugt, das Herz füllt sich mit Blut und wird in seiner Tätigkeit unterstützt und gestärkt. Die Herzkranzgefäße werden vermehrt durchblutet und Herzkrankheiten wird vorgebeugt. Die blutbildenden Organe werden durch die erhöhte Sauerstoffzufuhr in ihrer Tätigkeit unterstützt.

Für richtiges Atmen ist es wichtig, dass wir leicht ein- und ausatmen, ohne jede Anstrengung.

Die Zeit des Einatmens sollte genauso lange sein wie die des Ausatmens (außer bei bestimmten Atemtechniken).

Die Kleidung sollte locker an Brust und Bauch sein und nicht die Atmung einschränken.

Ausgenommen bestimmte Atemübungen, bei denen bewusst durch den Mund ausgeatmet wird, atmen wir durch die Nase, denn diese reinigt die aufgenommene Luft von Krankheitserregern und Staub, erwärmt kalte Luft und feuchtet sie an.

Die Konzentration sollte sich bei Atemübungen ganz auf den Atemvorgang beschränken, andere Gedanken sollten immer wieder bewusst losgelassen werden.

Die Atemübungen sollten bei geöffnetem Fenster oder in einem gutgelüfteten Raum durchgeführt werden.

Die Körperhaltung sollte gerade sein.

Der Schultergürtel bleibt beim tiefen, bewussten Atmen entspannt.

Durch richtiges Atmen werden die Lungen geweitet, gestärkt und widerstandsfähiger. Das Zentralnervensystem erfährt eine beruhigende Wirkung. Emotionen werden ausgeglichener. Das bewusste Üben des tiefen Atmens bewirkt langfristig, dass wir auch im Alltag und während des Schlafens tiefer atmen.

Die Lungen sind in drei Hauptteile gegliedert: das niedrige oder untere abdominale Gebiet (Adham), das mittlere oder Zwischenrippengebiet (Madhyam) und das obere oder Schlüsselbeingebiet (Adhyam). Teil- oder lobuläres (lappenförmiges) Atmen ist die grundlegende Technik des Pranayamas und der Anfang der guten Atemkontrolle. Die drei Teile sollten zuerst einzeln geübt werden, bevor sie dann in einer einzigen wellenförmigen Atembewegung übergangslos zur Yoga-Vollatmung zusammengefügt werden können.

Die drei Lungenteile werden nochmals in drei Bereiche aufgeteilt, und zwar in den vorderen, in den seitlichen und in den hinteren Teil.

Beginnen Sie am besten zuerst mit dem bewussten Beatmen der vorderen Lungenteile. Später können Sie dann auch die seitlichen und hinteren Teile beatmen.

Die Atemübungen

Mahat Mudra – lobuläres Atmen (das Atmen in die einzelnen Lungenteile)

1.1
Unteres vorderes Lungengebiet (Adham Pranayama)

Für die Atemübungen sollte Ihr Rücken ganz gerade aufgerichtet sein.

Legen Sie Ihre Hände auf Ihren Bauch, und zwar an die letzten Rippen, die Finger sollten geschlossen sein. Atmen Sie langsam und locker durch die Nase ein und genauso langsam und locker durch die Nase aus. Zu Anfang ist es hilfreich, jeweils bis drei beim Einatmen und Ausatmen zu zählen. Lenken Sie Ihren Atem ganz bewusst in Ihren Bauch hinein und spüren Sie, wie beim Einatmen Ihr Bauch sich langsam hebt und beim Ausatmen sich langsam wieder senkt. Spüren Sie, wie die Energie und der Sauerstoff in den Unterleib und in die Beine fließen.

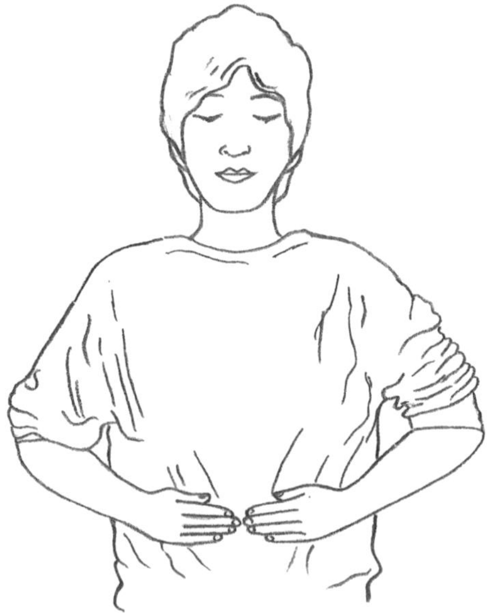

Abb. 1.1

1.2
Mittleres vorderes Lungengebiet (Madhyam Pranayama)

Nach drei- bis sechs Atemrunden legen Sie dann Ihre Hände auf Ihre Brust, (die Finger bleiben die ganze Zeit geschlossen, so fällt die Konzentration leichter), und atmen bis drei zählend tief in Ihre Brust hinein. Auch hier sollte das Ein- und Ausatmen langsam und locker geschehen, ohne jede Anstrengung. Spüren Sie, wie sich beim Einatmen Ihre Brust langsam hebt und senkt, spüren Sie die sprudelnde Energie im Brustkorb. Der Herzmuskel wird gestärkt.

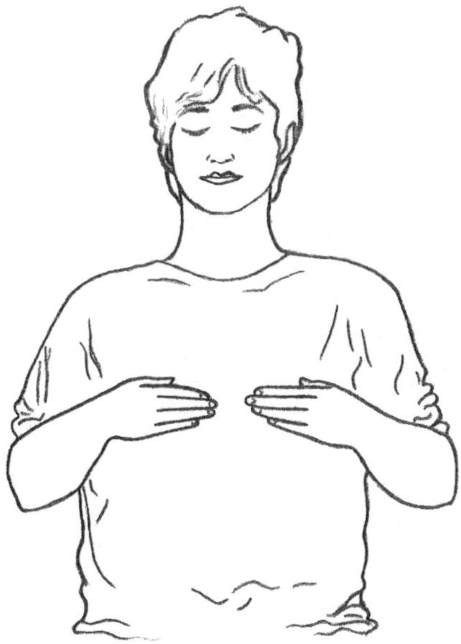

Abb. 1.2

1.3
Oberes vorderes Lungengebiet (Adhyam Pranayama)

Nach drei- bis sechs Atemrunden legen Sie Ihre Hände dann auf Ihre Schlüsselbeine. Spüren Sie, wie beim Einatmen Ihre Schlüsselbeine sich etwas heben und beim Ausatmen sich langsam wieder senken. Lenken Sie den Atem gedanklich nun ganz bewusst nach oben. Der ganze Kopfbereich wird vermehrt durchblutet. Alle Sinnesorgane werden mit neuer Energie durchflutet, Konzentration und Gedächtnis gefördert.

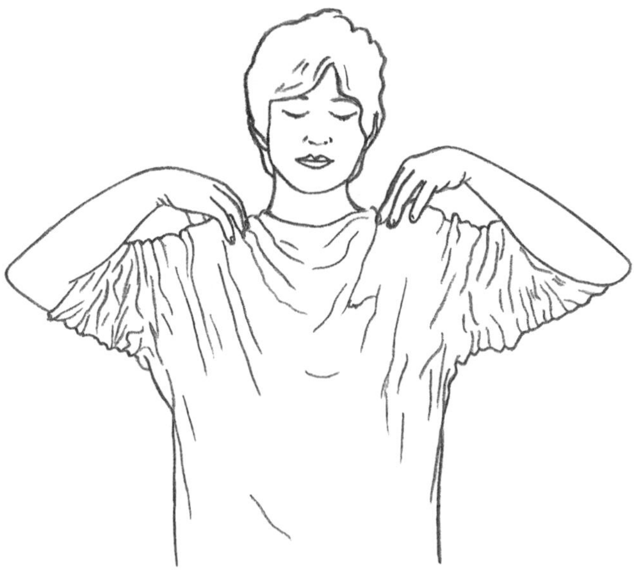

Abb. 1.3

1.4
Die Vollatmung
(Mahat Yoga Pranayama)

Wenn Sie das Gefühl haben, dass es Ihnen gelingt, die drei einzelnen Lungengebiete zu beatmen, versuchen Sie alle drei Bereiche miteinander zu verbinden.

Atmen Sie tief und locker ein und spüren Sie, wie sich zuerst Ihr Bauch hebt, dann die Brust und zum Schluss die Schlüsselbeine. Beim tiefen und lockeren Ausatmen senkt sich zuerst der Bauch, dann die Brust und zum Schluss die Schlüsselbeine.

Wenn Sie mehr geübt haben, zählen Sie jeweils bis sechs beim Ein- und Ausatmen, zwei für jeden Lungenbereich. Sie können dazu Ihre Hände locker im Schoß liegen lassen oder Ihre rechte Hand auf den Bauch und Ihre linke Hand auf Ihre Brust legen. Spüren Sie, wie beim Einatmen in den Bauch sich auch Ihre Hand mit dem Bauch hebt, und beim Heben der Brust nehmen Sie wahr, wie sich Ihre linke Hand mit der Brust hebt. Um das Heben der Schlüsselbeine bewusst zu spüren, legen Sie Ihre rechte Hand vom Bauch auf Ihren Schlüsselbeinbereich. Beim Ausatmen legen Sie Ihre rechte Hand wieder zurück auf den Bauch. Spüren Sie mit der rechten Hand, wie Ihr Bauch sich senkt, spüren Sie mit der linken Hand, wie Ihre Brust sich senkt, und zum Schluss legen Sie nochmals die rechte Hand auf Ihren Schlüsselbeinbereich und spüren Sie auch, wie Ihre Schlüsselbeine sich langsam wieder senken.

Führen Sie diese wellenförmige Ein- und Ausatmung einige Male hintereinander aus. Stellen Sie sich vor, dass Ihr Atem ganz leicht in Sie hineinfließt und ganz leicht aus Ihnen herausfließt.

1.5
Unterer seitlicher und hinterer Lungenbereich

Legen Sie Ihre Hände in die Taille und lenken Sie den Atem nun bewusst in Ihre seitlichen unteren Lungenbereiche. Stellen Sie sich vor, Sie würden in Ihre Hände hineinatmen. Nach drei bis sechs Atemrunden (zu Anfang) legen Sie Ihre Hände auf den Rücken, sodass Ihre Hände etwa an die Taille grenzen. Nun sollten Sie darauf achten, dass in dieser Handstellung Ihr Daumen nicht abgespreizt ist, sondern mit den anderen Fingern zusammengeschlossen Ihr Rückengebiet berührt. Lenken Sie Ihren Atem nun ganz bewusst in Ihr unteres, hinteres Lungengebiet. Stellen Sie sich wieder vor, dass Sie in Ihre Hände hineinatmen würden. Dies mag zu Anfang schwierig sein, die Vorstellung wird Ihnen aber helfen. Nach drei bis sechs Atemrunden lassen Sie Ihre Hände in den Schoß sinken und spüren nach.

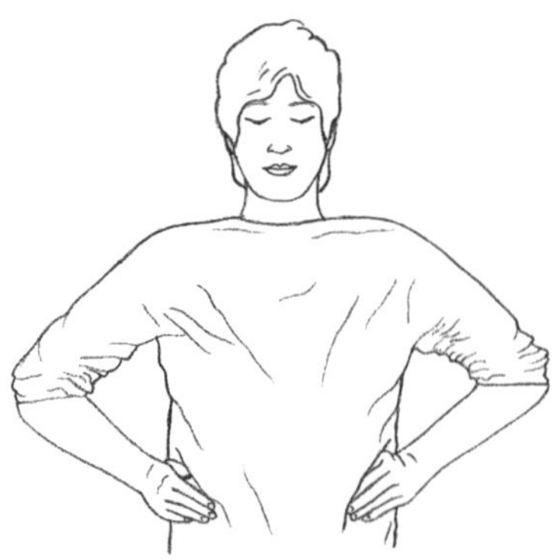

Abb. 1.5 a

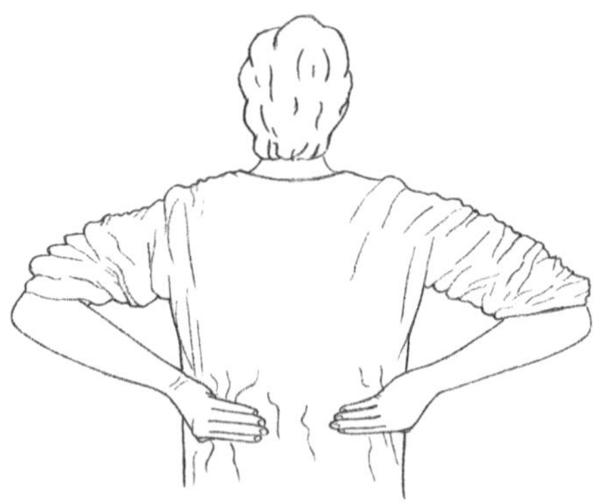

Abb. 1.5 b

1.6
Mittlerer seitlicher und hinterer Lungenbereich

Legen Sie Ihre Hände seitlich an Ihre Brust. Lenken Sie den Atem tief dorthin, wo sich Ihre Hände befinden. Nach drei- bis sechs Atemrunden legen Sie Ihre Hände – so gut es geht – auf den mittleren Rücken und lenken Sie Ihren Atem für drei bis sechs Atemrunden dorthin.

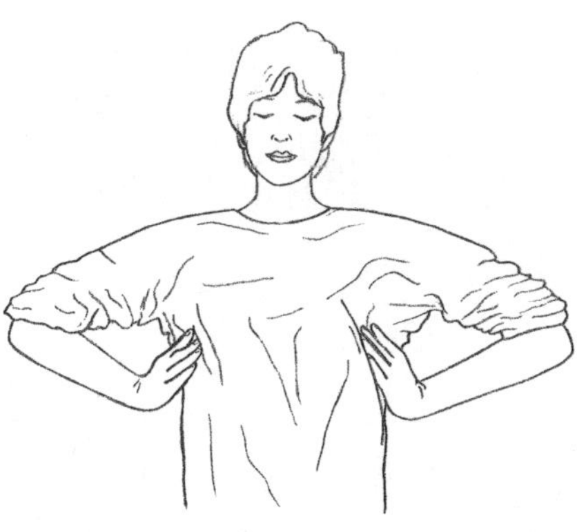

Abb. 1.6 a

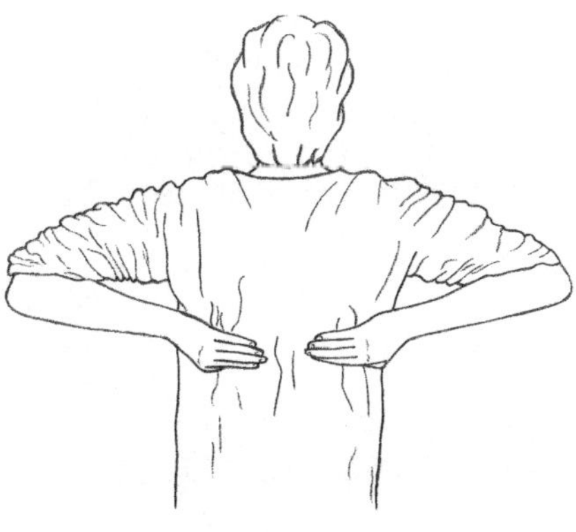

Abb. 1.6 b

1.7
Oberer seitlicher und hinterer Lungenbereich

Nun legen Sie Ihre Hände in Ihre Taille und lenken den Atem bewusst in die Achselhöhlen. Beatmen Sie ganz bewusst den seitlichen oberen Lungenbereich. Nach drei bis sechs Atemrunden legen Sie Ihre Hände auf den oberen Rücken und beatmen ganz bewusst Ihren oberen hinteren Lungenbereich. Es mag Ihnen vielleicht zu Anfang schwerfallen, sich vorzustellen, dass diese Bereiche speziell beatmet werden können. Es ist aber der Fall. Durch regelmäßiges Üben wird es Ihnen immer besser gelingen.

Steigern Sie sich dann allmählich auf neun Atemrunden und mehr. Beatmen Sie jeden Lungenbereich gleichmäßig lang. Genießen Sie dann beim Nachspüren die beruhigende und ausgleichende Wirkung auf Ihre Gedanken und Gefühle.

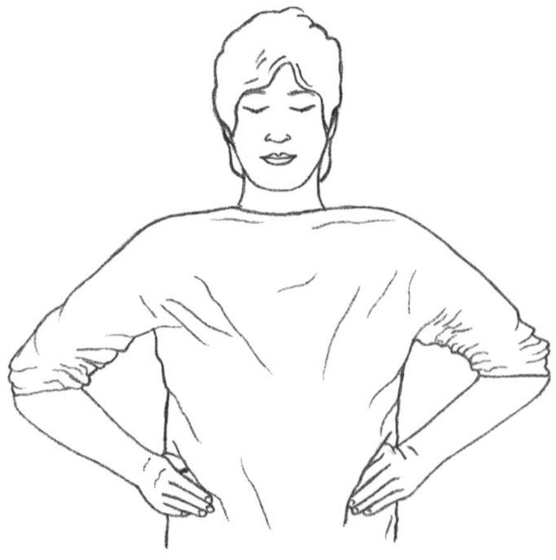

Abb. 1.7 a

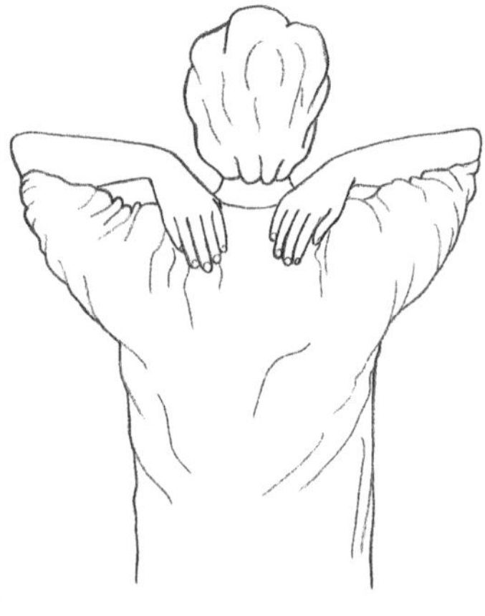

Abb. 1.7 b

1.8
Savitri Pranayama

Savitri ist der Name der Sonnengöttin und der Jahreszeiten. Diese Atemübung besteht aus einem vierteiligen Atemrhythmus: einatmen, Atem einhalten, ausatmen, Atem aushalten. Der Rhythmus, verbunden mit diesen vier Funktionen, ist 2-1-2-1. Als Anfänger zählen Sie

zwei beim Einatmen,
eins beim Einhalten,
zwei beim Ausatmen,
eins beim Aushalten.

Mindestens neun Runden sollten Sie hintereinander ausführen. Sie können sich für diese Atemübung bequem an der Rückenlehne Ihres Stuhls anlehnen, sollten aber darauf achten, dass Ihr Rücken gerade aufgerichtet ist und die Schultern entspannt sind. Oder Sie üben diesen Atemrhythmus im Liegen, wobei Sie sich ggf. noch besser entspannen können. Achten Sie darauf, dass Ihr Körper angenehm warm ist, notfalls decken Sie sich zu. Im Liegen bringen diese Atemrhythmen dem Körper eher Ruhe und im Sitzen neue Kraft und Energie.

Sie können die folgenden Atemrhythmen bis zu zwanzig Minuten ausführen, um eine optimale Wirkung zu erzielen. Beginnen Sie mit dem kleinsten Atemrhythmus für mindestens neun Runden. Steigern Sie beim nächsten Üben auf mehr Runden. Wenn Sie den kleinsten Rhythmus problemlos ausführen können, probieren Sie die nächsthöhere Zählung für neun Runden und steigern Sie dann beim nächsten Mal die Atemrunden. Besonders wirksam ist regelmäßiges, tägliches Üben. Das Zählen der Atemrhythmen sollte langsam und konzentriert geschehen.

Die Wirkung von Savitri Pranayama

Atemrate 4-2-4-2

Wirkt unterstützend bei der Genesung nach einer Krankheit, geeignet für Kinder, die sich für Yoga interessieren.

Atemrate 6-3-6-3

Wirkt unterstützend bei Schlafstörungen, wirkt beruhigend. Hilft gegen Depressionen und bei anderen neurotischen und psychischen Störungen.

Atemrate 8-4-8-4

Unterstützt den Körper bei der Bildung von Zellen, Knochen und Knochenmark, Muskeln und Blut. Das Lymphsystem wird angeregt.

1.9
Wechselseitige Nasenatmung (Surya Bhedana Pranayama)

Sitzen Sie bequem aufgerichtet, den Rücken gerade, die Schultern entspannt. Es ist ratsam, als Anfänger diese Übung vor dem Spiegel zu machen, um zu kontrollieren, ob die Körperhaltung während der Ausführung gerade bleibt.

Heben Sie Ihre rechte Hand und verschließen Sie mit dem Ringfinger Ihr linkes Nasenloch. Atmen Sie langsam und tief durch das rechte Nasenloch ein. Verschließen Sie jetzt mit dem Daumen das rechte Nasenloch und atmen Sie langsam und tief durch das linke Nasenloch aus. Atmen Sie nun wieder durch das linke Nasenloch langsam und tief ein, verschließen Sie das linke Nasenloch erneut mit dem Ringfinger und atmen Sie langsam und tief durch das rechte Nasenloch aus. Nun atmen Sie wieder langsam durch das rechte Nasenloch ein, verschließen Sie es erneut mit dem Daumen und atmen Sie langsam durch das linke Nasenloch aus.

Führen Sie diese Übung mindestens neun Runden aus, wobei Sie die Einatmung mit dem rechten Nasenloch beginnen und mit der Ausatmung durch das linke Nasenloch beenden.

Achten Sie darauf, dass Ihr Oberkörper und Ihr Kopf gerade, die Schultern und der rechte Arm entspannt bleiben.

Wenn Sie diese Atemübung beherrschen, können Sie es mit einem Savitri Atemrhythmus (vorherige Atemübung) verbinden. Bei der Einatmung durch das rechte Nasenloch zählen Sie bis vier, Sie verschließen das rechte Nasenloch und zählen bis zwei, Sie zählen bis vier bei der Ausatmung durch das linke Nasenloch und halten den Atem aus und zählen bis zwei. Sie atmen wieder durch das linke Nasenloch ein und zählen bis vier, verschließen das linke Nasenloch, zählen bis zwei und atmen mit einer Vierer-Zählung durch das rechte Nasenloch wieder aus, u.s.w.

Wenn Sie den 4-2-4-2 Rhythmus gut beherrschen, können Sie langsam auf die höheren Zählungen steigern.

Wirkung:
Die Übung hilft bei Schlaflosigkeit, beruhigt aufgewühlte Gedanken und Emotionen, reinigt das Blut, lindert Kopfschmerzen, wirkt unterstützend bei Angstzuständen und Depressionen. Sehr zu empfehlen nach einem anstrengenden Arbeitstag, wenn man müde und ausgelaugt ist und sich die Entspannung nicht richtig einstellen will, weil man viele Gedanken nicht loslassen kann. Die wechselseitige Atemübung hat eine enorm beruhigende Wirkung.

2.
Übungen für Füße und Zehen

Die Füße sind die Wurzeln des Körpers. Sind sie geschmeidig, so können sie Stöße abfedern und auf diese Weise die Wirbelsäule schützen. Steife Füße geben bei jedem Schritt harte Stoßwellen an die Knie, Hüften und den Rücken weiter. Auf diese Weise wird der Verschleiß der Gelenke und Bandscheiben gefördert. So spielt eine gut trainierte Muskulatur der Füße eine wichtige Rolle für das Wohlbefinden.

Außerdem liegen in den Füßen die Reflexzonen für den ganzen Körper. So wirkt eine Fußmassage immer auch entspannend und aufbauend auf Rücken und Verdauungssystem.

Beginnen wir also an den Wurzeln, lassen die Füße wieder Kontakt aufnehmen mit der Erde, so wie die Haftwurzeln des wilden Weines sich an der Hauswand festhalten.

Bevor Sie mit den Fußübungen beginnen, nehmen Sie sich bitte die Zeit, einmal ganz bewusst in die Füße hineinzuspüren:

Welche Teile des Fußes berühren den Boden?

Worauf lastet das Körpergewicht?

Wie verändert sich der Fuß, wenn ich die Zehen wie Krallen beuge?

Wie fühlt es sich an, wenn ich leicht mit dem Körper schaukele?

Danach atmen Sic cin paar Runden durch die Nase ein und stellen sich vor, der Atem würde bis in die Fußsohlen fließen, ausatmend verlässt er den Körper wieder durch die Nase.

Jetzt sind Sie in den Füßen angekommen und können mit den Übungen beginnen.

Die Fußübungen bringen vielfältige Wohltaten: Sie aktivieren die Fußmuskulatur, machen die Zehen und Fußgelenke wieder beweglich, sorgen für warme, gut durchblutete Füße und somit für ein allgemeines Wohlbefinden. Einige dieser Übungen können sogar morgens vor dem Aufstehen im Bett ausgeführt werden.

Bei den folgenden Übungen rutschen Sie auf dem Stuhl nach vorne, sodass die Fußsohlen ganz den Boden berühren. Füße und Knie sollten etwa schulterbreit geöffnet sein und mit dem Gesäß ein stabiles Dreieck bilden. Die Wirbelsäule ist gerade aufgerichtet, Kopf, Rücken und Becken bilden eine Linie. Die Schultern sind entspannt, die Hände ruhen locker auf den Oberschenkeln.

2.1
Fersen heben

Stellen Sie die Füße im rechten Winkel zu den Knien, sodass die Unterschenkel die Knie wie zwei Säulen tragen. Heben Sie nun abwechselnd die rechte und die linke Ferse. Führen Sie diese Übung circa zehnmal aus. Spüren Sie intensiv die Knochen, über die der Fuß abrollt. Vergessen Sie nicht den Atem normal fließen zu lassen.

Wirkung:
Die Übung regt die Durchblutung in den Füßen und Waden an, beugt Krampfadern vor, lindert krampfaderbedingte Beschwerden. Sie entspannt über die Fußreflexzonen die ganze Wirbelsäule, wirkt lösend auf Rückenbeschwerden aller Arten.

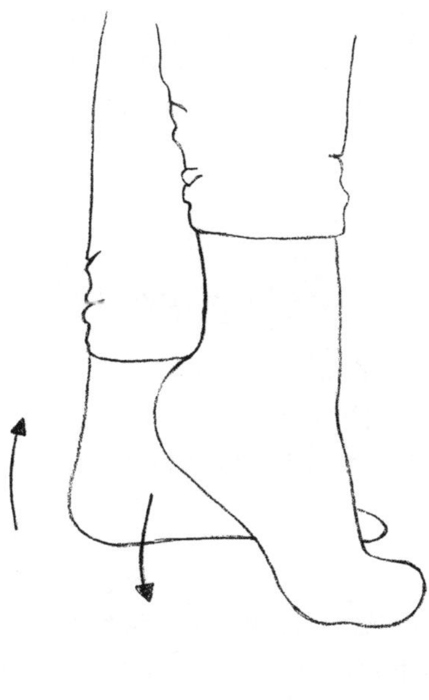

Abb. 2.1

2.2
Auf den Fußsohlen schaukeln

Sie heben abwechselnd die Zehen und beide Fersen an, sodass eine Schaukelbewegung entsteht. Führen Sie diese Übung fünf bis zehnmal aus. Lassen Sie den Atem fließen.

Wirkung:
Die Übung regt die Durchblutung in den Füßen und Waden an, beugt Krampfadern vor und lindert Beschwerden bei Krampfadern.

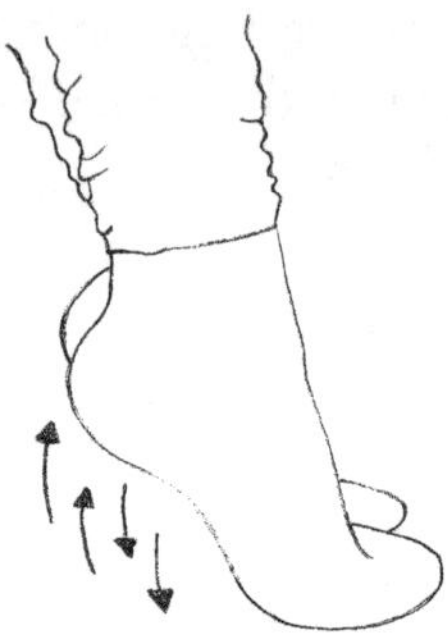

Abb. 2.2

2.3
Füße wiegen

Öffnen Sie Ihre Füße auf Schulterbreite. Wiegen Sie Ihre Füße einige Male nach außen und nach innen, sodass abwechselnd die Innenkanten und die Außenkanten den Boden berühren.

Wirkung:
Die Übung lockert die Fußmuskulatur, entspannt die Füße und Hüftgelenke. Für die folgenden Übungen können Sie sich bequem, aber gerade an die Stuhllehne anlehnen.

2.4
Belebung der Füße

Bewegen Sie die Füße nach vorne und hinten, indem Sie die Zehen und die Fußsohlen leicht krümmen und dann wieder ausdehnen. Führen Sie diese Vorwärts- und Rückwärtsbewegung der Füße einige Male aus.

Wirkung:
Die Übung hält die Füße und Zehen elastisch, wirkt über die Fußreflexzonen auf Schultergürtel, Halswirbelsäule, Augen und Ohren.

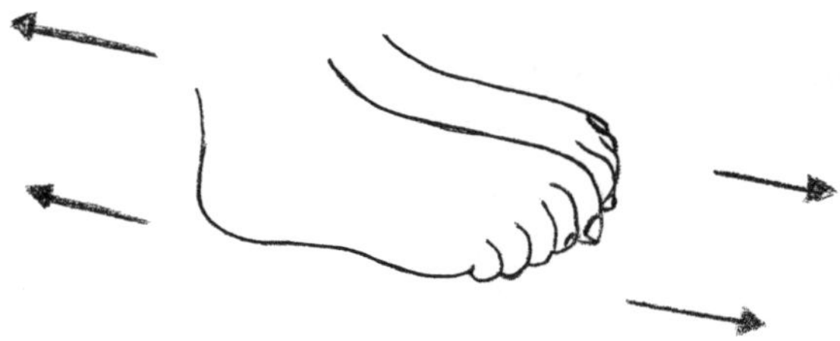

Abb. 2.4

2.5
Zehen lockern und spreizen

Heben Sie den rechten Fuß. Lockern Sie Ihre Zehen und spreizen Sie sie abwechselnd dreimal. Führen Sie das Gleiche mit dem linken Fuß aus.

Wirkung:
Die Fußelastizität wird erhalten bzw. gefördert, die Bein- und Rückenmuskulatur wird aktiviert.

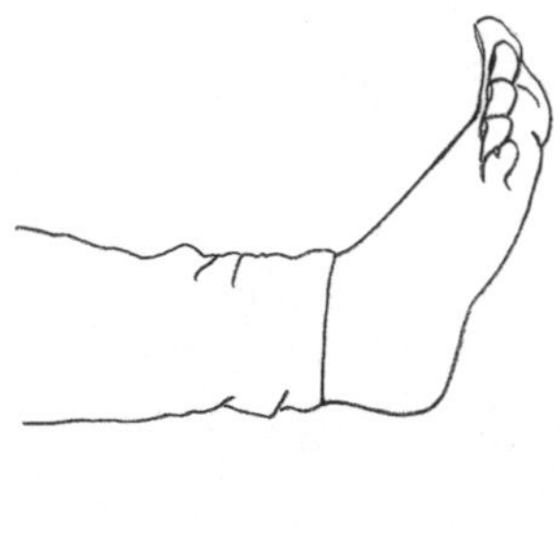

Abb. 2.5

2.6
Zehen krümmen

Heben Sie den rechten Fuß und ziehen Sie Ihre Zehen zu sich heran. Spüren Sie, wie Ihre Fußsohle sich dehnt. Krümmen Sie nun Ihre Zehen. Spüren Sie bewusst, wie Ihre Fußsohle sich kräuselt. Führen Sie das Dehnen und Krümmen der Zehen dreimal aus. Lassen Sie den Fuß herabsinken. Wiederholen Sie die Übung mit dem linken Fuß. Atmen Sie dabei ruhig.

Wirkung:
Die Übung hält die Zehen elastisch, die Durchblutung wird gefördert. Verspannungen in den Zehen werden gelöst. Die Reflexzonen des Fußes werden angeregt.

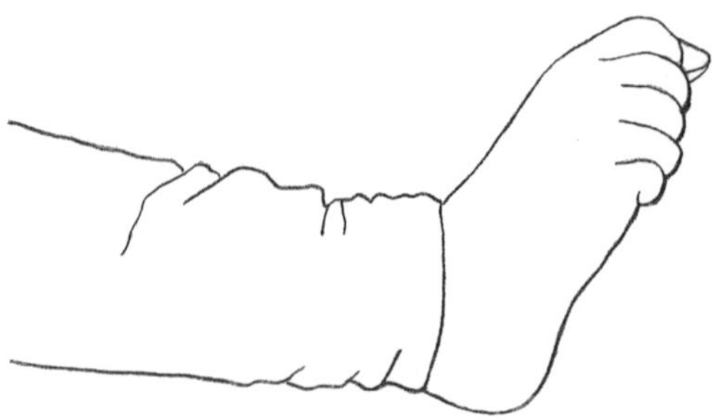

Abb. 2.6

2.7
Füße dehnen

Heben Sie den rechten Fuß. Einatmend ziehen Sie den ganzen Fuß zu sich heran und ausatmend dehnen Sie ihn. Führen Sie dies dreimal langsam und bewusst aus. Dann kreisen Sie mit dem Fußgelenk einige Male nach rechts und dann nach links. Lassen Sie den rechten Fuß absinken. Wiederholen Sie die Übung mit dem linken Fuß.

Variation:
Sie heben beide Füße etwas an und dehnen und strecken beide Füße einige Male abwechselnd nach oben und unten. Dann öffnen Sie Ihre Füße leicht und kreisen mit den Fußgelenken nach rechts und nach links oder nach innen und nach außen. Lassen Sie den Atem dabei ruhig weiterfließen.

Wirkung:
Die Übung regt die Durchblutung der Füße, Gelenke und Waden an. Die Fußgelenke werden elastisch gehalten.

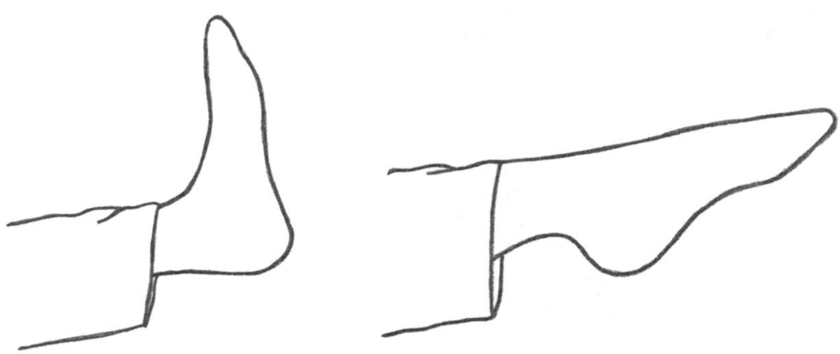

Abb. 2.7

2.8
Auf den Zehenspitzen und Hacken gehen

Stehen Sie auf und gehen Sie einige Schritte auf den Zehenspitzen, dann auf den Hacken, wieder auf den Zehenspitzen und wieder auf den Hacken. Wiederholen Sie dies einige Male.

Wirkung:
Die Übung stärkt die Fußmuskulatur und die Zehen.

3.
Übungen mit den Beinen

Die Beine sind die Säulen des Körpers und wie die Säulen eines griechischen Tempels tragen sie ihre Last am besten, wenn die Säulen so weit auseinander stehen wie der Körper, der auf ihnen ruht: hüftbreit.

Probieren Sie einmal, wie es sich anfühlt, wenn die Beine eng zusammen stehen und die Füße sich berühren. Wie leicht könnte sie jemand umschubsen! Ein Windhauch genügt.

Jetzt stellen Sie sich mit den Beinen hüftbreit auseinander hin. Spüren Sie, wie leicht Ihnen jetzt das Stehen fällt. So schnell bringt Sie niemand aus dem Gleichgewicht.

Spüren Sie hinein in ihre Beine. Sind sie parallel oder knicken sie nach innen oder außen ab?

Wie fühlen sie sich an – eher leicht oder eher schwer?

Wenn Sie Probleme mit Krampfadern haben, ist es gut, die Beine mindestens einmal am Tag eine Viertelstunde hochzulegen, damit das venöse Blut nicht versackt, sondern zum Herzen zurückfließt. Während das Herz als kräftigste Pumpe des Körpers das Blut in die Arterien hineinpresst, muss es den Weg zurück alleine schaffen. Die Venen haben kleine Klappen, die den Rücklauf verhindern, aber sie haben keine eigene Pumpe. So sind sie von der Bewegung der sie umgebenden Muskeln abhängig. Eine gute Beinmuskulatur hilft also nicht nur den Venen, sondern entlastet auch das Herz.

Die Übungen, die in diesem Kapitel vorgestellt werden, haben vielfältige Wohltaten:

Sie aktivieren die Bildung von Gelenkschmiere in den Knien durch Bewegung ohne Belastung, fördern die Durchblutung und Entschlackung des Gewebes, aktivieren die Venen, das Lymphsystem und die Verdauung.

3.1
Knie zur Seite drücken

Die Knie sind schulterbreit geöffnet. Legen Sie Ihre Hände an die Innenseiten Ihrer Knie. Mit dem nächsten Einatmen versuchen Sie, die Knie zusammenzudrücken, Ihre Hände drücken fest dagegen. Halten Sie kurz die Spannung. Mit dem Ausatmen lassen Sie wieder locker. Wiederholen Sie die Übung dreimal.

Jetzt legen Sie Ihre Hände an die Außenseiten Ihrer Knie. Einatmend versuchen Sie, Ihre Knie nach außen zu drücken, Ihre Hände drücken wieder fest dagegen. Halten Sie die Spannung kurz und lassen Sie ausatmend locker. Führen Sie auch diese Übung dreimal aus und lockern Sie anschließend Ihre Beine.

Danach können Sie Ihre Hände wieder in Ihren Schoß absinken lassen und Ihre Beine bewusst spüren.

Wirkung:
Die Übung kräftigt die Beinmuskeln und die Haltemuskulatur der Hüften.

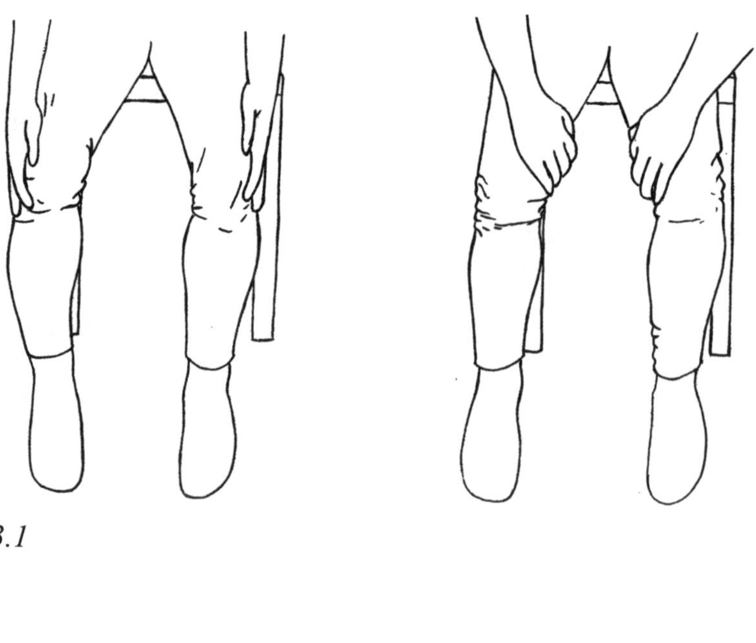

Abb. 3.1

3.2
Beine massieren

Reiben Sie zunächst Ihre Knie, dann Ihre Kniekehlen und die Waden. Streichen Sie dann kräftig über Ihre Oberschenkel, die Hüftgelenke und sanft über Ihren Nierenbereich.

Nun legen Sie Ihre Hände in Ihren Schoß und spüren in die Körperstellen hinein, die Sie massiert haben.

Wirkung:
Die Übung regt die Durchblutung in den Beinen, den Hüftgelenken und dem Nierengebiet an. Blase und Nieren werden unterstützt, da der Blasen- und Nierenmeridian durch die Knie verläuft.

3.3
Bein anwinkeln

Sie sitzen vorne auf Ihrem Stuhl. Strecken Sie Ihr rechtes Bein aus, verschränken Sie Ihre Hände in der rechten Kniekehle, richten Sie Ihren Rücken gerade auf und atmen ein. Beim Ausatmen beugen Sie langsam das rechte Knie und lassen den Kopf Richtung Knie absinken. Ggf. kann die Nase das Knie kurz berühren. Einatmend richten Sie sich mit dem Oberkörper auf und strecken das Bein wieder aus. Ausatmend beugen Sie wieder das Knie und lassen den Kopf absinken. Wiederholen Sie dies noch ein weiteres Mal. Dann lassen Sie Ihr rechtes Bein absinken, spüren kurz nach und wiederholen die Übung mit dem linken Bein.

Wirkung:
Die Übung hält die Knie- und Hüftgelenke elastisch, regt die Darmtätigkeit an, reinigt Leber, Galle, Bauchspeicheldrüse und löst Blähungen und Spannungen im Bauchbereich.

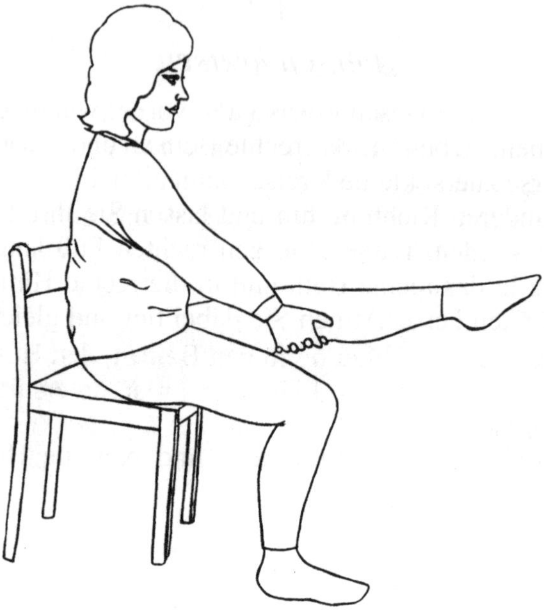

Abb. 3.3a

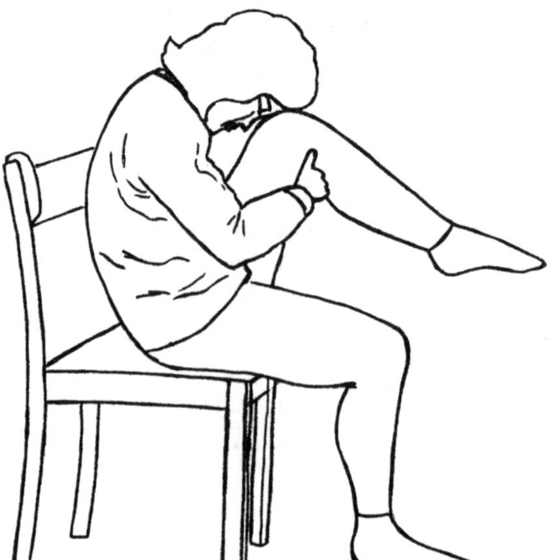

Abb. 3.3b

3.4
Fersen kreisen

Rutschen Sie mit dem Gesäß etwas nach vorne, während Sie trotzdem angelehnt bleiben. Heben Sie das rechte Bein an und beschreiben Sie mit der rechten Ferse zuerst kleine Kreise, dann allmählich größere. Kreisen Sie dann zur anderen Richtung hin und lassen Sie Ihre Kreise langsam wieder kleiner werden. Lassen Sie den rechten Fuß langsam absinken und spüren Sie in das rechte Bein und in die rechte Hüfte. Kreisen Sie dann mit der linken Ferse. Atmen Sie dabei tief und gleichmäßig in den Bauch hinein.

Wirkung:
Die Übung stärkt die Beinmuskulatur und hält die Hüftgelenke geschmeidig.

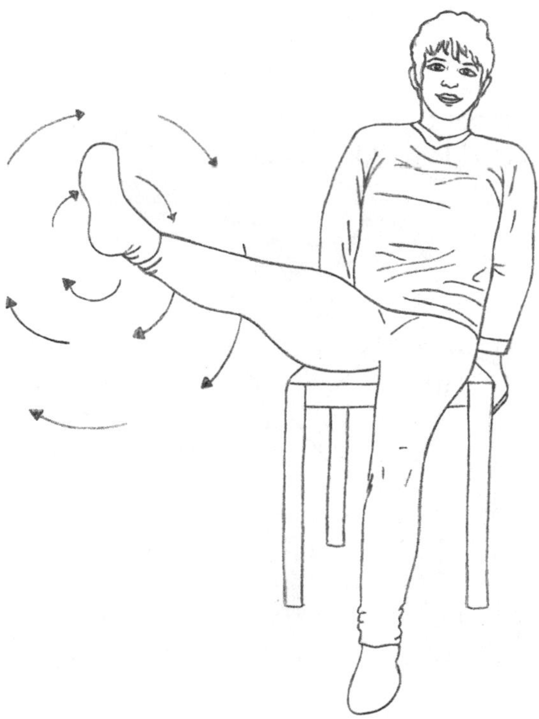

Abb. 3.4

3.5
Spannungslösende Übung (Pavana-Muktha-Übung)

Für diese Übung setzen Sie sich wieder etwas weiter vorne auf den Stuhl. Strecken Sie das linke Bein leicht durch, die linke Fußsohle berührt dabei noch den Boden. Einatmend winkeln Sie jetzt das rechte Bein an. Legen Sie Ihre Hände um das rechte Knie. Ausatmend drücken Sie den rechten Oberschenkel sanft an den Bauch heran und lassen den Kopf absinken. In dieser Haltung atmen Sie etwas tiefer ein, halten den Atem und diese Stellung für circa ein bis zwei Sekunden. Ausatmend stoßen Sie den Atem zischend aus, lassen das rechte Bein absinken und heben den Kopf, sodass Sie wieder gerade aufgerichtet sitzen. Machen Sie diese Übung dreimal mit dem rechten und dreimal mit dem linken Bein. Nach einer kurzen Nach-Spür-Pause winkeln Sie einatmend beide Knie an und führen dies – wenn es nicht zu schwierig ist – ebenfalls dreimal aus. Lassen Sie dann nach vorne geneigt alles los. Dann lehnen Sie sich wieder an und genießen das Nachspüren.

Wirkung:
Diese Übung hilft bei Blähungen. Sie löst Spannungen und gibt den inneren Organen eine kleine Akupressur.

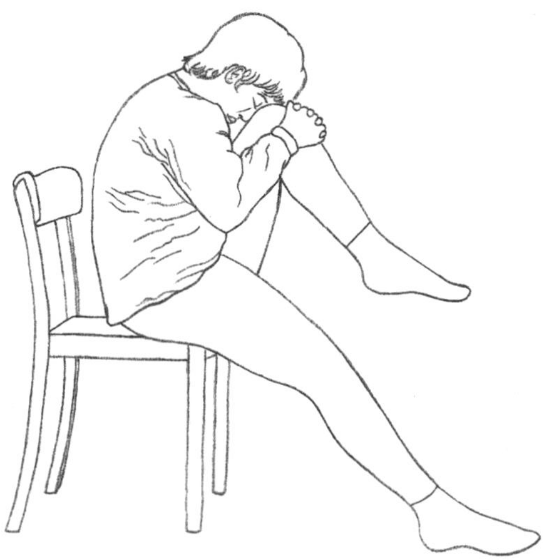

Abb. 3.5

3.6
Belebung durch Klatschen unter dem Bein

Heben Sie abwechselnd ein Bein an und klatschen Sie jeweils unter dem erhobenen Bein in die Hände. Führen Sie diese Übung circa zehn- bis fünfzehnmal abwechselnd durch. Dann entspannen Sie sich kurz.

Wirkung:
Diese Übung regt den Kreislauf an und belebt.

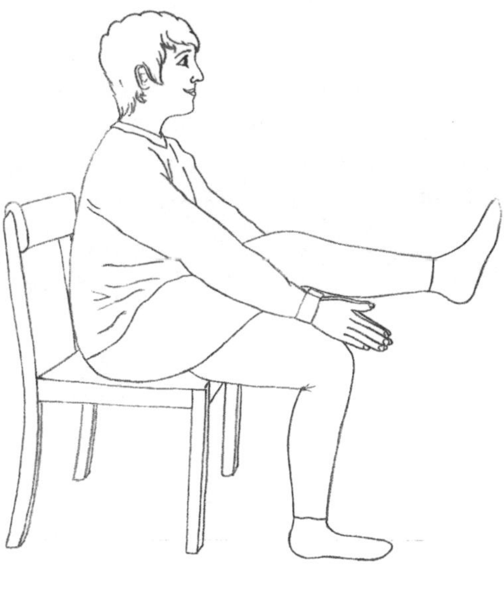

Abb. 3.6

3.7
Fahrrad fahren

Für diese Übung können Sie mit Ihrem Gesäß etwas nach vorne rutschen und sich mit dem Rücken anlehnen. Heben Sie das rechte Bein und fahren einige Runden Fahrrad vorwärts, dann auch rückwärts. Jede Richtung circa fünf- bis siebenmal. Lassen Sie das rechte Bein absinken, und spüren Sie bewusst ins rechte Bein hinein. Machen Sie das Gleiche mit dem linken Bein.

Variation für Fortgeschrittene mit guter Bauchmuskulatur:

Nach einer kurzen Pause, wenn es nicht zu anstrengend ist, fahren Sie, als ob Sie auf einem Fahrrad sitzen, oder – und das ist noch schwieriger – fahren Sie mit beiden Beinen gleichzeitig in dieselbe Richtung, einige Runden vorwärts und dann rückwärts. Lassen Sie dann die Beine langsam wieder absinken, neigen Sie sich mit dem Oberkörper nach vorne und lassen Sie die Arme baumeln. Richten Sie sich auf, lehnen Sie sich an und spüren Sie bewusst in Ihre Beine und in Ihren Bauch hinein. Nehmen Sie wahr, wie die Energie besser fließt und der Kreislauf angeregt wurde. Wenn Sie das Bedürfnis danach haben, atmen Sie ein- bis zweimal tief durch die Nase ein und seufzend durch den Mund aus. Dies ist entlastend für das Herz.

Wirkung:
Die Übung kräftigt die Bein- und Bauchmuskeln. Regt den Kreislauf an. *Achtung:* Für die Fortgeschrittenen-Variation sollte die Bauchmuskulatur wirklich schon gut aufgebaut sein, da sie sonst negative Auswirkungen auf den Rücken hat.

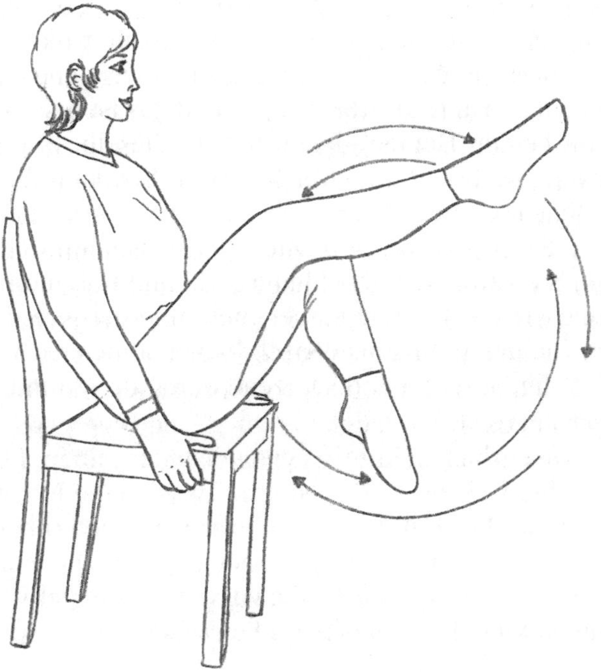

Abb. 3.7

3.8
Anregung des unteren Lymphflusses

Sie sitzen vorne auf dem Stuhl, Ihr Oberkörper ist gerade aufgerichtet. Schieben Sie das linke Bein etwas nach vorne, sodass die linke Fußsohle weiterhin den Boden berührt. Winkeln Sie das rechte Bein an und legen Sie Ihre Hände um das rechte Knie. Einatmend drücken Sie den rechten Oberschenkel sanft an den Bauch heran, ausatmend geben Sie nach, sodass der Oberschenkel sich vom Bauch etwas wegbewegt. (Hände bleiben um das Knie gelegt.) Führen Sie diese Bewegungen einige Male – koordiniert mit Ihrem Atem – etwa fünf- bis siebenmal langsam durch. Ausatmend lösen Sie die Hände und lassen das Bein langsam absinken. Ihre Hände liegen jetzt im Schoß, spüren Sie in Ihre rechte Leiste und die rechte Bauchseite hinein. Dann führen Sie das Gleiche mit dem linken Bein aus.

Variation für Fortgeschrittene mit guter Bauchmuskulatur: Nach einem kurzen Nachspüren in die linke Leiste und Bauchseite ziehen Sie – sofern dies nicht für Sie zu schwierig ist – beide Knie heran, legen die Hände um die Knie und bewegen beide Oberschenkel im Atemrhythmus einige Male. Nach circa fünf- bis siebenmal lassen Sie Ihre Beine langsam wieder absinken. Dann laden Sie Ihre Hände energetisch auf, indem Sie Ihre Handinnenflächen kräftig gegeneinander reiben. Legen Sie Ihre Hände nun in Ihre Leisten, und zwar dort, wo sich die Lymphknoten befinden. Lassen Sie Ihre Hände dort ein paar Sekunden ruhen. Wiederholen Sie das Reiben und Auflegen der Hände in den Leisten noch zweimal. Lehnen Sie sich an und spüren Sie bewusst noch einmal in Ihre Leisten und ihren Bauch hinein. Genießen Sie bewusst das Nachspüren.

Wirkung:
Diese Übung regt den unteren Lymphfluss an. Die Lymphknoten werden energetisch angeregt und unterstützt. Die Bauchorgane werden massiert und erfahren eine leichte Akupressur.

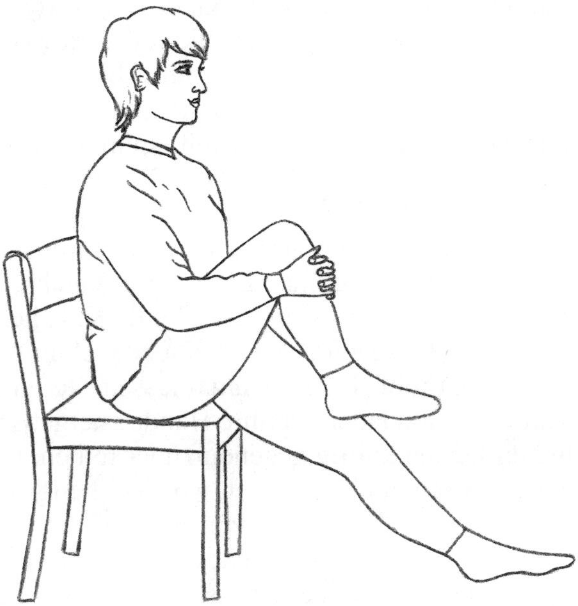

Abb. 3.8

3.9
Bootspose
1. Variation (Nava Asana)

Strecken Sie Ihre Beine und Arme möglichst gleichzeitig nach vorne aus. Halten Sie kurz diese Streckung und den Atem. Ausatmend lassen Sie Arme und Beine langsam wieder absinken. Wiederholen Sie diese Übung noch einmal. Wenn es nicht zu schwierig ist, noch zweimal. Beim dritten Mal bleiben Sie in der Streckung und lassen Sie den Atem fließen

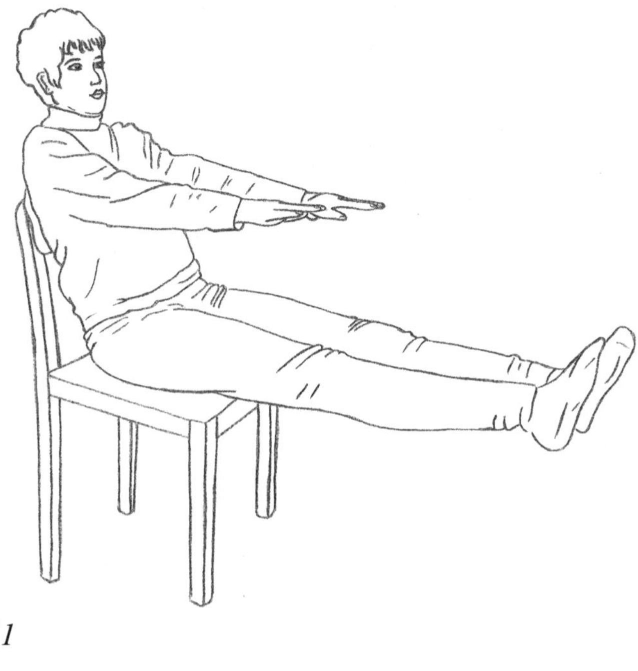

Abb. 3.9/1

2. Variation (Nava Kriya)

Strecken Sie einatmend wieder Ihre Beine nach vorne aus, ballen Sie die Fäuste und rudern Sie kräftig mit den Armen, wobei der Atem angehalten bleiben sollte. Atmen Sie laut und seufzend durch den Mund aus und lassen Sie Beine und Arme absinken, neigen Sie sich nach vorne und lassen Sie dabei alles los. Wiederholen Sie noch zweimal.

Wirkung:
Die Energie, die bei Variation 1 in der Körpermitte gesammelt wurde, wird bei Variation 2 im Rumpf verteilt, sodass der Körper sich gut von Schlacken lösen kann. Beide Variationen stärken die Bauch-, Bein- und Armmuskeln. Variation 2 regt zusätzlich den Kreislauf an und wirkt spannungslösend.

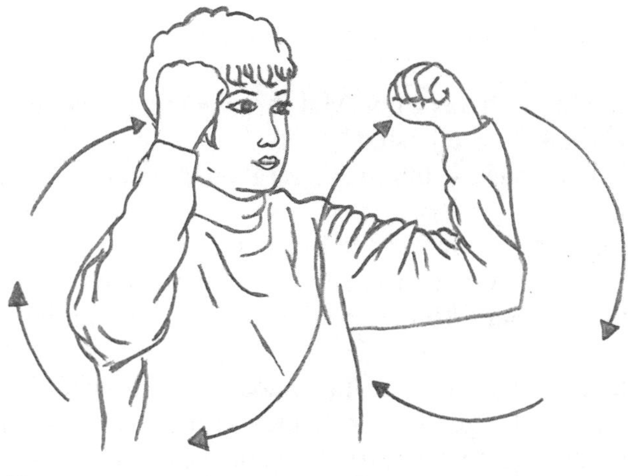

Abb. 3.9/2

4.
Übungen für die Finger, Hände und Handgelenke

Wie wichtig unsere Hände sind, merken wir erst, wenn wir sie nicht benutzen können. Wir brauchen sie zum Anziehen, zum Essen, ja, für jeden kleinsten Handgriff. Es war die Geschicklichkeit der Hände, die den Menschen zum Handwerker machte und somit die Entwicklung vomTier zum Menschen ermöglichte. Kleinen Kindern gibt man immer wieder etwas zum Fühlen in die Hände, weil die Geschicklichkeit der Finger mit der Entwicklung des Gehirns einhergeht.

Schauen Sie sich in Ruhe einmal Ihre Hände an. Sie erzählen eine Geschichte, die Geschichte Ihrer Arbeit. Bauernhände haben Schwielen und sind kräftig vom Zupacken. Die Hände einer Tänzerin sind feingliedrig und haben viel Pflege genossen.

Sind die Hände immer rot, schwitzig, warm oder öfter kalt und bläulich?

So erzählen die Hände auch vom Blutdruck und vom Zustand der Gefäße.

Wann haben Sie sich das letzte Mal Ihren Händen gewidmet, die jeden Tag so gute Arbeit für Sie leisten?

Spüren Sie in die Hände hinein. Gelingt es Ihnen, jeden Finger einzeln zu bewegen?

Können Sie in jede Fingerspitze hineinspüren?

Fühlt sich der kleine Finger anders an als der Daumen?

Wenden Sie die Handflächen zunächst zur Erde und dann zum Himmel. Spüren Sie den Unterschied?

Die Handübungen in diesem Buch haben vielfältige Wohltaten:

Sie machen die Finger elastisch und kräftig, sorgen für eine gute Durchblutung und damit für warme Hände, stärken die Armmuskulatur und den Lymphfluss, sogar den der Brust.

Wichtig sind diese Übungen besonders für Menschen mit Gicht oder Rheuma. Die Bewegung sorgt für einen guten Abtransport der Abfallstoffe und dehnt verkürzte Sehnen.

4.1
Hände verschränken (Geschicklichkeitsübung)

Strecken Sie Ihre Arme nach vorne. Überkreuzen Sie dann mit der rechten Hand die linke Hand. Legen Sie die Handinnenflächen gegeneinander und falten Sie Ihre Hände. Drehen Sie die gefalteten Hände in einem Halbkreis nach unten zu sich an die Brust heran – die Hände sollten die Brust nicht berühren. Dann heben Sie möglichst jeden einzelnen Finger und lassen ihn wieder absinken. Heben Sie nun z. B. den linken Ringfinger und lassen ihn absinken. Die Reihenfolge bleibt Ihnen überlassen. Danach lösen Sie die Hände und lockern Sie sie.

Wirkung:
Die Übung hält die Finger und Handgelenke elastisch und koordiniert die beiden Gehirnhälften miteinander.

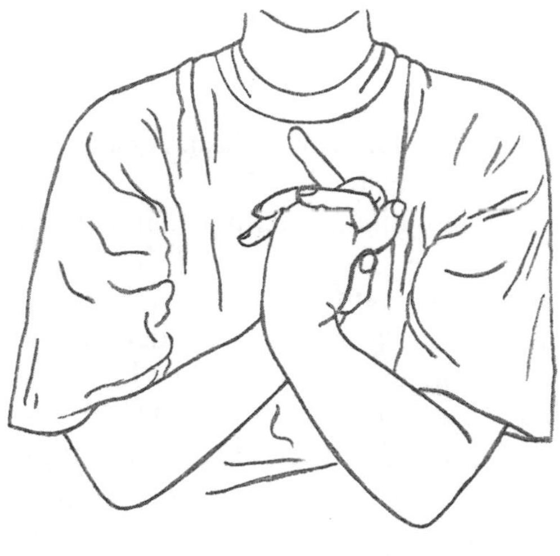

Abb. 4.1

4.2
Fingerspitzen drücken

Legen Sie die Fingerspitzen aneinander. Einatmend drücken Sie die Arme und Hände gegeneinander, ausatmend locker lassen. Führen Sie danach die Übung schneller und etwas ruckartig aus, sodass Sie das Zusammendrücken der Arme auch in der Brustmuskulatur spüren.

Führen Sie dies circa fünfzehn- bis zwanzigmal zügig durch. Hände ausschütteln und nachspüren.

Wirkung:
Die Übung stärkt die Brustmuskulatur, erhält dem Busen eine schöne Form, stärkt die Armmuskulatur, Hände und Finger, aktiviert die Lymphe der Brust (Brustkrebsprophylaxe).

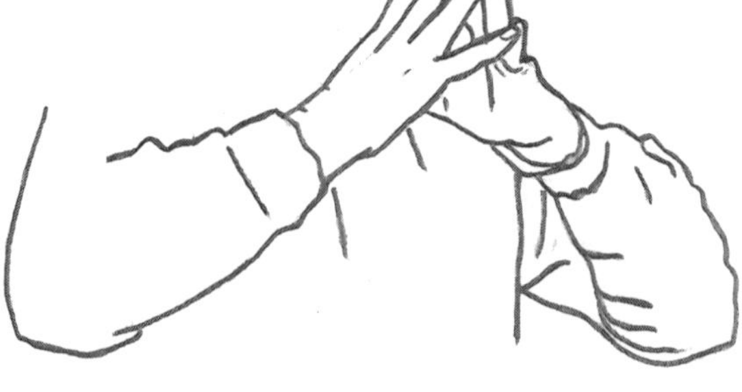

Abb. 4.2

4.3

Finger ineinander verhaken

Verhaken Sie die Finger ineinander. Mit dem nächsten Einatmen ziehen Sie die Arme auseinander, ausatmend lassen Sie wieder locker (die Finger bleiben die ganze Zeit ineinander verhakt.) Wiederholen Sie diese Übung dreimal. Dann lösen Sie die Finger, schütteln Sie Arme und Hände etwas aus.

Wirkung:
Die Übung stärkt die Armmuskulatur, Hände und Finger, aktiviert die Lymphe der Brust.

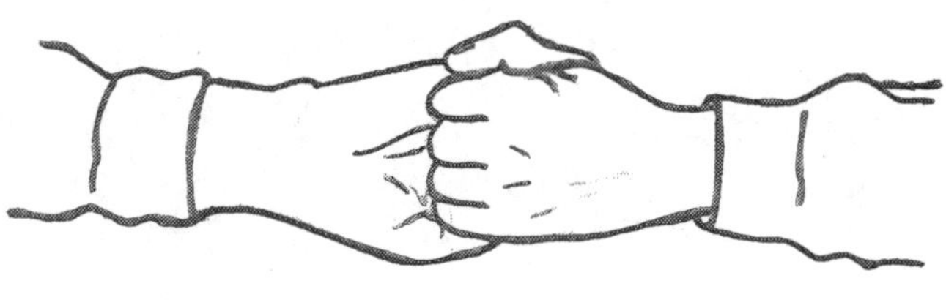

Abb. 4.3

4.4
Handinnenflächen gegeneinander drücken

Legen Sie Ihre Handinnenflächen gegeneinander. Einatmend drücken Sie die Hände fest gegeneinander, ausatmend lassen Sie locker. Wiederholen Sie die Übung dreimal. Dann schütteln Sie Ihre Hände aus oder gehen Sie gleich zur nächsten Übung weiter.

Wirkung:
Die Übung stärkt die Armmuskulatur und Hände, aktiviert die Lymphe der Brust.

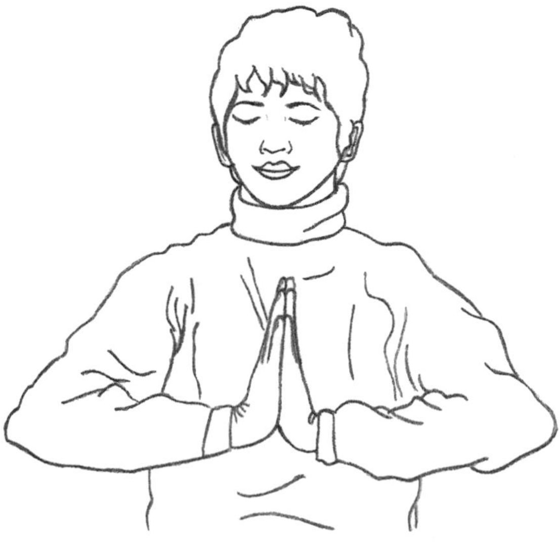

Abb. 4.4

4.5
Finger einzeln bewegen

Nehmen Sie Ihre Hände mit angewinkelten Ellbogen seitlich hoch und spreizen Sie Ihre Finger weit auseinander. Dann drücken Sie die beiden Daumen in die Handinnenfläche und verharren circa zwei Sekunden. Spreizen Sie die Daumen wieder ab. Dann drücken Sie die beiden Zeigefinger in die Handinnenflächen und verharren einen Augenblick. Ebenso verfahren Sie mit Mittel-, Ring- und kleinem Finger. Nun können Sie die Reihenfolge von hinten nach vorne wiederholen.

Wirkung:
Die Übung hält die Finger elastisch, regt die Durchblutung in den Fingern und Händen an, lockert steife Finger und beugt Schmerzen in den Fingergliedern vor.

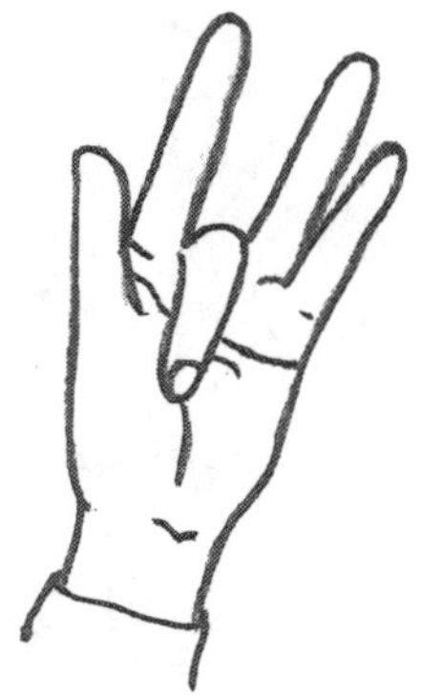

Abb. 4.5

4.6
Fingerkreisen

Nehmen Sie Ihre Hände seitlich hoch auf etwa Brust- bzw. Schulterhöhe. Kreisen Sie nun mit den beiden Daumen gleichzeitig einige Male, dann kreisen Sie nur mit den Zeigefingern einige Male, ebenso mit den Mittel- und den Ringfingern. Wenn Sie bei dem kleinen Finger angekommen sind, kreisen Sie zuerst in eine Richtung und dann in die andere. Danach bewegen Sie die Ringfinger in die neue Richtung, ebenso die Mittel-, Zeigefinger und den Daumen.

Schütteln Sie Hände und Arme aus und spüren Sie bewusst in die Finger hinein.

Wirkung:
Die Übung hält die Finger und die Fingergelenke elastisch.

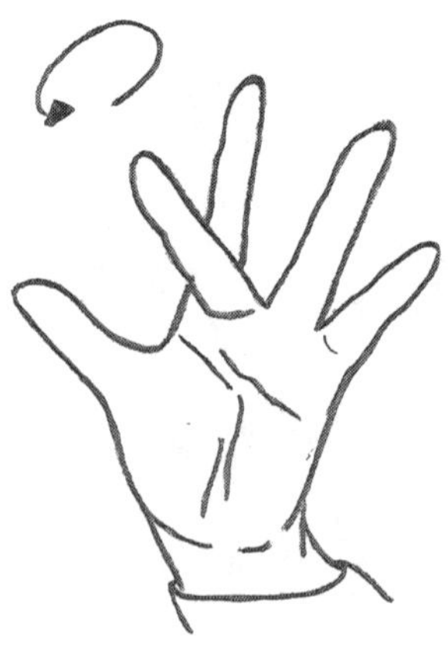

Abb. 4.6

4.7
Fingerspitzen berühren sich

Wie bei der vorherigen Übung nehmen Sie die Hände seitlich hoch. Lassen Sie Zeigefinger und Daumen einer jeden Hand sich berühren, dann Mittelfinger und Daumen, Ringfinger und Daumen und kleinen Finger und Daumen. Dann gehen Sie die Reihenfolge wieder zurück, mit dem kleinen Finger fangen Sie an, bis Sie bei den Zeigefingern angelangt sind. Unter Umständen können Sie diese Übung auch etwas schneller durchführen.

Wirkung:
Die Übung steigert die Konzentrationsfähigkeit, hält die Finger elastisch.

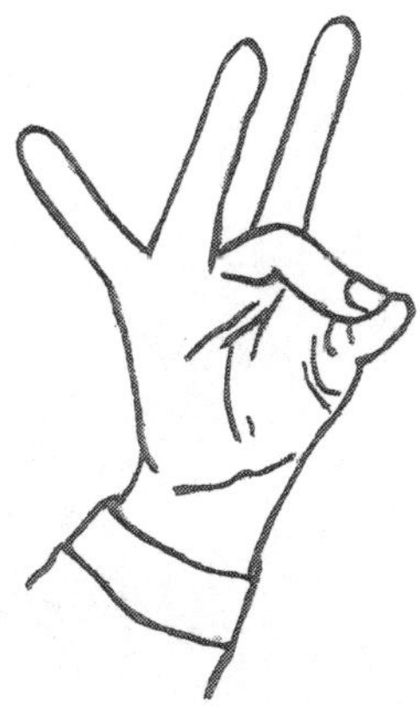

Abb. 4.7

4.8

Fingerspitzen spreizen/Fäuste ballen

Strecken Sie die Arme nach vorne aus, einatmend ballen Sie die Fäuste, ausatmend spreizen Sie die Finger. Führen Sie dies drei- bis sechsmal aus.

Lassen Sie danach die Fäuste geballt. Von den Handgelenken aus kreisen Sie Ihre Fäuste, zuerst nach außen, dann nach innen.

Wirkung:
Die Übung stärkt die Handgelenke und die Armmuskulatur, regt die Blutzirkulation in den Venen an.

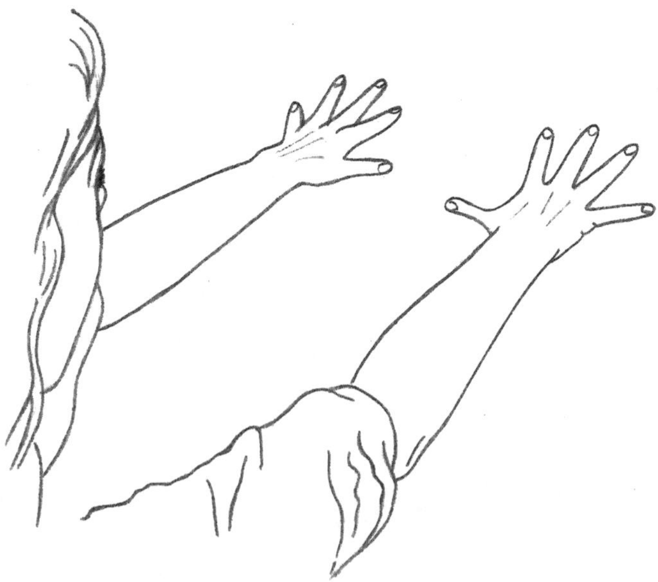

Abb. 4.8

4.9
Hände öffnen

Für diese Übung können Sie sich mit geradem Rücken anlehnen.

Nehmen Sie Ihre Hände in die Gebetshaltung vor die Brust. Ellbogen sind mit den Handgelenken auf einer Linie. Mit dem nächsten Einatmen schieben Sie die Ellbogen nach hinten, sodass sich die Hände nach vorne öffnen. Ausatmend schließen Sie sie langsam wieder, sodass sich die Handinnenflächen berühren. Diese Übung können Sie drei- bis fünfmal ausführen, langsam und meditativ.

Wirkung:
Die Übung wirkt harmonisierend auf den ganzen Brustbereich.

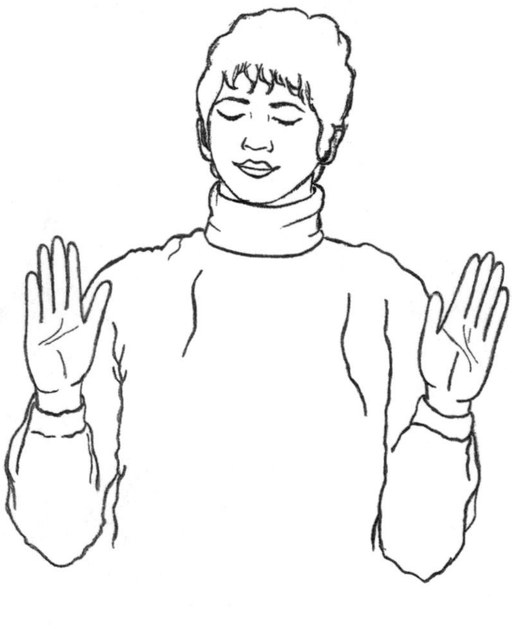

Abb. 4.9

4.10
Die Knospe

Ballen Sie die Hände zu Fäusten, drücken Sie sie fest. Stellen Sie sich vor, Ihre Fäuste seien zwei Blüten, die sich langsam im Sonnenlicht öffnen. Mit starkem Druck öffnen Sie nun langsam Ihre Hände und spreizen die Finger, bis sie weit geöffnet sind. Halten Sie kurz die Spannung. Nun schließen Sie mit dem gleichen Gegendruck Ihre Hände langsam zurück zur Faust. Lockern Sie Ihre Hände und Finger. Wiederholen Sie noch ein- bis zweimal.

Wirkung:
Die Übung hält die Finger elastisch, regt die Durchblutung in den Fingern und Händen an, lockert steife Finger und beugt Schmerzen in den Fingergliedern vor, dehnt die Sehnen, harmonisiert die Handmeridiane.

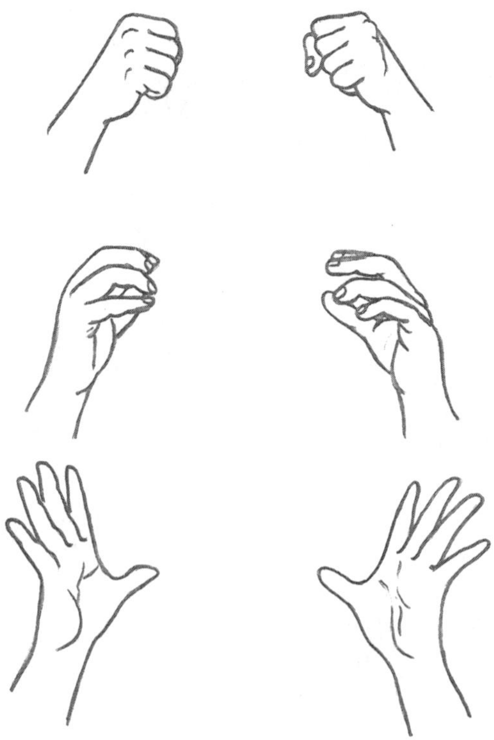

Abb. 4.10

4.11
Übung für die Handgelenke

Strecken Sie Ihre Arme nach vorne, sodass die Handinnenflächen nach vorne zeigen und die Fingerspitzen nach oben gerichtet sind. Einatmend drehen Sie die Hände nach innen, sodass die Fingerspitzen im Idealfall zueinander schauen, ausatmend drehen Sie Ihre Hände nach außen. Die Arme sollten die ganze Zeit durchgestreckt bleiben. Wiederholen Sie diese Übung drei- bis sechsmal. Dann lockern Sie Ihre Arme und lassen Sie sie entspannt in Ihren Schoß sinken.

Wirkung:
Die Übung hält die Handgelenke geschmeidig und stärkt sie, kräftigt auch die Armmuskulatur, harmonisiert die Armmeridiane.

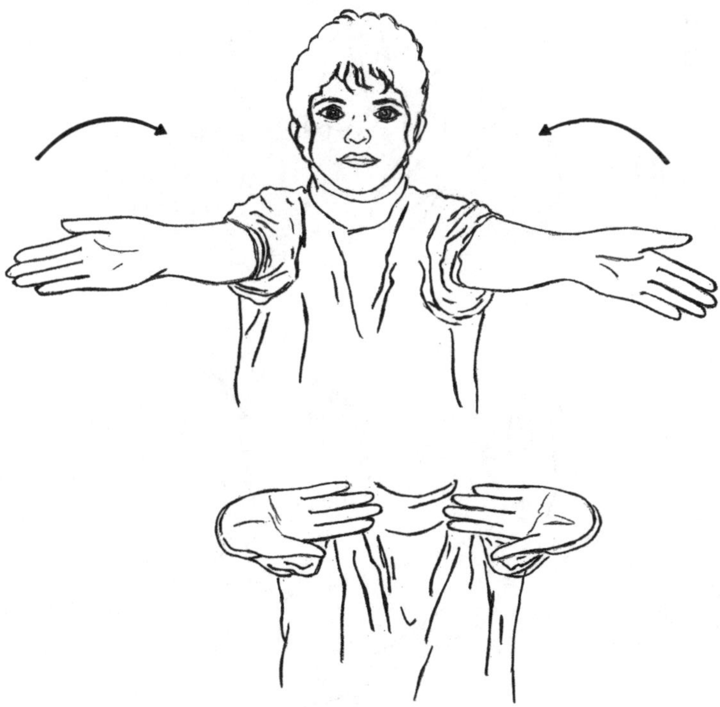

Abb. 4.11

4.12
Handgelenke beugen

Strecken Sie Ihre Arme nach vorne, die Handinnenflächen zeigen nach unten. Nun beugen Sie einatmend die Hände vom Handgelenk aus nach oben, ausatmend beugen Sie die Hände vom Handgelenk aus nach unten. Wiederholen Sie drei- bis fünfmal. Die Arme bleiben die ganze Zeit nach vorne gestreckt.

Wirkung:
Die Übung stärkt die Handgelenke und die Unterarmmuskulatur, harmonisiert die Armmeridiane.

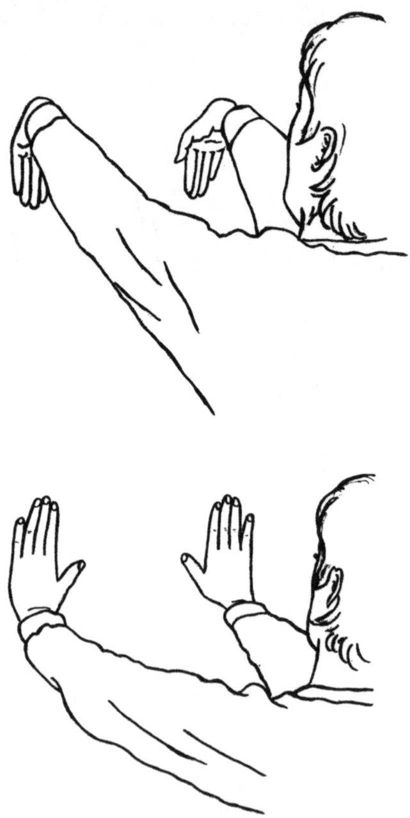

Abb. 4.12

4.13
Hände dehnen

Nehmen Sie Ihre Hände auf Schulterhöhe hoch, die Arme sind angewinkelt. Einatmend lassen Sie Ihre Hände nach hinten absinken, die Handinnenflächen schauen nach oben (die Finger sind entspannt und leicht gekrümmt), ausatmend lassen Sie Ihre Hände nach vorne absinken, sodass die Handinnenflächen jetzt nach unten zeigen.

Wirkung:
Die Übung stärkt die Handgelenke

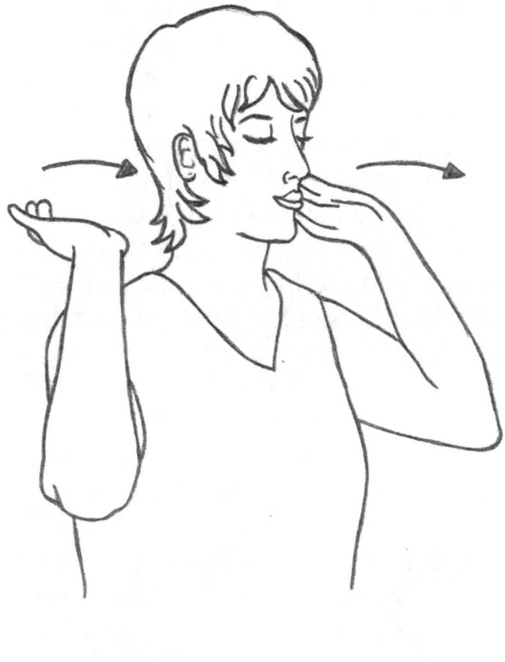

Abb. 4.13

Diese Übung kann auch mit gespreizten Fingern durchgeführt werden.

Wirkung:
Bei beiden Variationen werden gleichzeitig die Unterarmmuskeln gedehnt und gestärkt, verkürzte Sehnen gedehnt und die Handmeridiane harmonisiert.

5.

Übungen mit den Armen

Die Arme sind wie die Äste des Baumes. Ihre Bewegung wirkt harmonisierend auf den Stamm. Der Stamm unseres Körperbaumes besteht aus Wirbelsäule, Rücken, Becken, Bauch- und Brustraum und den Schultergelenken. Arme sollten deshalb nicht schlaff und „saftlos“ am Körper hinunterhängen, sondern eine gewisse lebendige Spannung besitzen. Wenn die Armmuskulatur etwas trainiert wird, entlastet dies die Gelenke der Hände, des Ellbogens, der Schultern und selbst den Nacken. Stellen Sie sich eine schwere Einkaufstasche vor, die in den Händen hängt und die Arme lang zieht, die Gelenke auf das Äußerste dehnt und austrocknet. Tragen hingegen die Muskeln die Tasche und nicht die Knochen, so bleiben die Gelenke schön zusammen und gut „durchsaftet“. Gemeint ist hier nicht „Bodybuilding“ mit schweren Gewichten, sondern ein leichtes, sanftes Training, das die Muskeln mit frischem Blut und Sauerstoff versorgt und sie so zum Wachstum anregt.

Spüren Sie in Ihre Arme hinein. Wie fühlen sie sich an? Sind es eher schlaffe Gummibänder, knorrige trockne Äste oder elastische junge Weidenruten?

Heben Sie einen Arm und spüren Sie, wie das venöse Blut vermehrt zum Herzen zurückfließt. Senken Sie den Arm wieder. Spüren Sie den Unterschied zu dem Arm, den Sie nicht bewegt haben?

Schwenken Sie beide Arme vor und zurück. Spüren Sie den Schwung, der Ihren Körper belebt? Spüren Sie die Lockerung des Rückens?

Halten Sie an und spüren nochmals in die Arme hinein. Spüren Sie das Pulsieren des Blutes?

Die Armübungen haben vielfältige Wohltaten:

Sie regen den Kreislauf und somit Herz und Lunge an, aktivieren den Lymphfluss der Brust, lockern den Rücken, machen die Schultergelenke geschmeidig, lösen Verspannungen in Schultern und Nacken, kräftigen die Armmuskulatur, weiten den Brustkorb und schaffen so mehr Platz zum Atmen, fördern die Sauerstoffversorgung des Gehirns.

Vorsicht:
Wie bei allen anderen Übungen gilt: ***Übertreiben Sie es nicht.*** *Fangen Sie mit einigen leichten Übungen an und steigern Sie sich langsam. Der Körper sollte Spaß am Yoga haben, sich auf die neue Energie freuen und nicht das Gefühl bekommen, überfordert zu werden.* ***Wenn Sie Muskelkater bekommen, haben Sie zu viel geübt und zu wenig geatmet. Achten Sie mehr auf sich, spüren Sie, was Ihnen guttut und wie viel.***

5.1
Arm kreisen
1. Variation

Sie sitzen vorne auf dem Stuhl und legen die linke Handinnenfläche auf die Mitte der Brust. Nun kreisen Sie mit dem rechten Arm circa fünfmal nach vorne und fünfmal nach hinten. Atmen Sie dabei ganz normal weiter. Dann lassen Sie Ihre Hände auf die Oberschenkel absinken und spüren in die rechte Schulter und den rechten Arm hinein. Nun legen Sie die rechte Handinnenfläche auf die Mitte der Brust und kreisen mit dem linken Arm nach hinten und dann nach vorne. Danach neigen Sie sich wieder nach vorne und lassen die Arme locker baumeln.

Wirkung:
Die Übung regt die Energie und Blutzufuhr zum Herzen und zur Lunge an, hält die Schultergelenke geschmeidig, aktiviert die Armmeridiane und Brustlymphe, harmonisiert die Brustwirbelsäule.

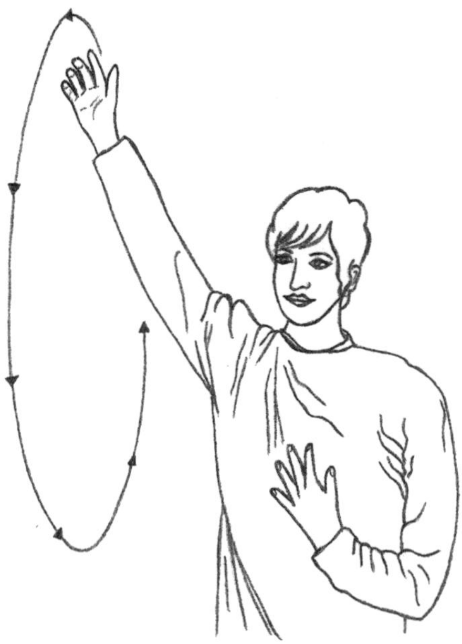

Abb. 5.1/1

2. Variation

Für diese Variation des Armkreisens können Sie sich auch bequem, aber gerade anlehnen. Schauen Sie in Ihre rechte Handinnenfläche hinein – der Daumen ist dabei abgespreizt. Einatmend heben Sie den Arm nach vorne, kreisen weiter nach oben, und ausatmend vervollständigen Sie den Kreis nach hinten. Kreisen Sie dreimal langsam und bewusst und schauen Sie die ganze Zeit in die Handinnenfläche hinein. Danach führen Sie dieselbe Übung dreimal mit dem linken Arm aus.

Dieses Armkreisen sollte wesentlich langsamer ausgeführt werden als das Armkreisen der ersten Variation.

Wirkung:
Die Übung ist gut für die Augen und hält die Schultergelenke geschmeidig.

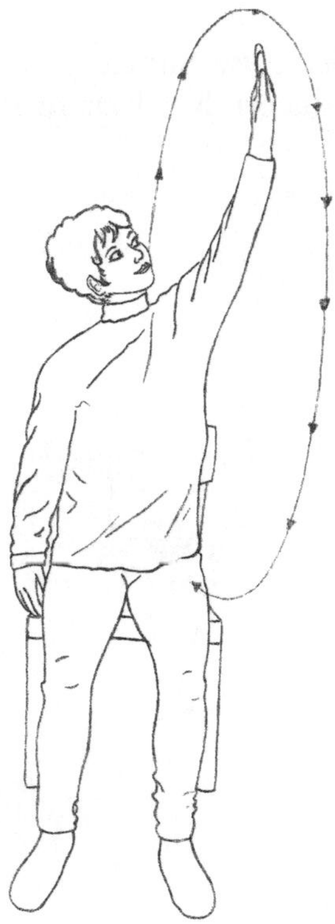

Abb. 5.1/2

5.2
Ellbogen dehnen

Heben Sie Ihre Ellbogen seitlich auf Schulterhöhe, die Fingerspitzen zeigen dabei zueinander und berühren sich leicht. Einatmend dehnen Sie Ihre Schultern und Ellbogen langsam nach hinten (die Hände und Oberarme bleiben auf einer Linie), ausatmend bringen Sie die Arme wieder nach vorne, sodass die Fingerspitzen sich berühren. Wiederholen Sie ein- oder zweimal. Beim letzten Mal verharren Sie für ein paar Sekunden in der Ellbogendehnung nach hinten und lassen den Atem fließen. Nachdem Sie die Übung beendet haben, lassen Sie Ihre Arme langsam absinken. Lockern Sie Hände und Arme. Spüren Sie in Ihre Schultern und Ihren oberen Rücken bewusst hinein. Lassen Sie die Übung in der Ruhepause nachwirken.

Wirkung:
Die Übung lockert Schulter- und Nackengebiet und den oberen Rücken, löst Verspannungen, kräftigt die Muskulatur im oberen Rücken, Schultern und Brust.

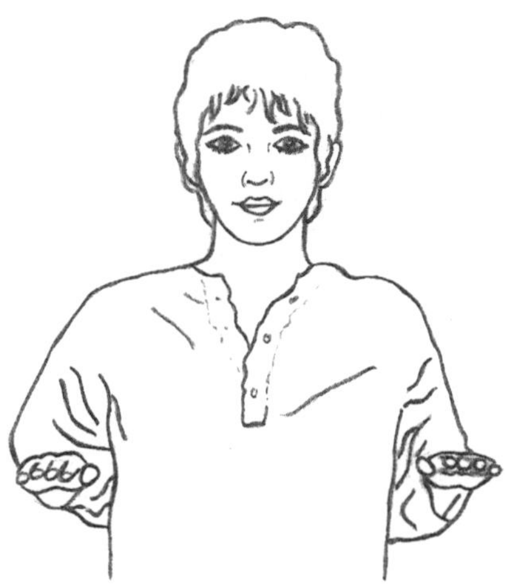

Abb. 5.2

5.3
Brustkorb dehnen

Sie sitzen auf dem vorderen Rand des Stuhls.

Ballen Sie Ihre Hände zu Fäusten und nehmen Ihre Arme hoch auf Brusthöhe. Atmen Sie ein. Beim Ausatmen öffnen Sie Ihre Arme weit nach außen (die Fäuste bleiben geballt), sodass sich Ihre Brust weitet. Beim Einatmen bringen Sie die Arme auf Brusthöhe zurück, ausatmend öffnen Sie erneut seitlich Ihre Arme und fühlen sich ganz kraftvoll dabei. Wiederholen Sie die Übung zwei- bis dreimal. Lassen Sie Ihre Hände in den Schoß sinken und genießen Sie das Nachspüren.

Wirkung:
Die Übung stärkt die Lunge, da der Lungenmeridian gedehnt wird, kräftigt die Armmuskulatur, löst Verspannungen in den Schultern und fördert Atemachtsamkeit und Konzentration.

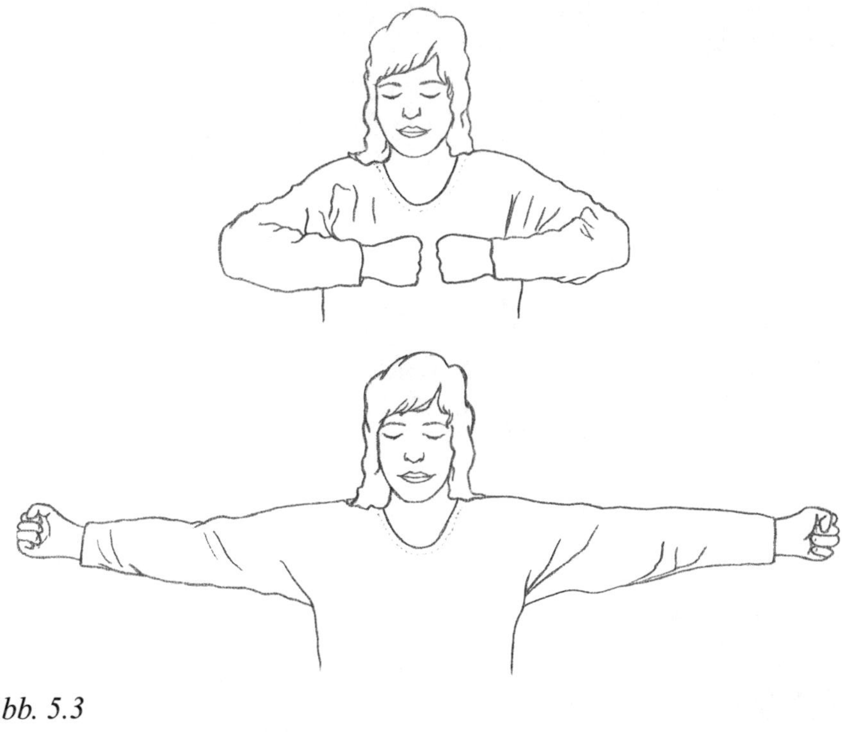

Abb. 5.3

5.4
Brustkorb entspannen

Winkeln Sie Ihre Arme in Taillengegend an, die Oberarme bleiben dicht am Oberkörper. Strecken Sie die Unterarme nach vorne, wobei die Handflächen nach oben zeigen. Beim nächsten Ausatmen drehen Sie Ihre Unterarme langsam nach außen – nur bis zur Schmerzgrenze – und lassen das Kinn zum Brustbein absinken. Einatmend heben Sie langsam wieder den Kopf und bringen die Arme in die Ausgangsstellung zurück. Wiederholen Sie die Übung drei- bis viermal.

Wirkung:
Die Übung dehnt die Brustmuskulatur und formt die Brüste, sie öffnet den Brustkorb, regt die Brustlymphe an und löst Schulterverspannungen.

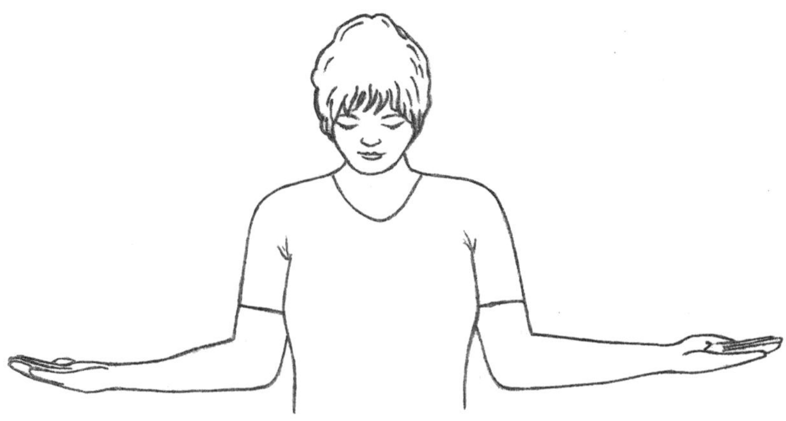

Abb. 5.4

5.5
Arme kreuzen

Heben Sie die Arme seitlich auf Schulterhöhe, die Handinnenflächen zeigen nach vorne. Die Finger sind geschlossen. Einatmend heben Sie die ausgestreckten Arme in einer leichten Halbkreisbewegung noch weiter nach oben, sodass sich die Hände über dem Kopf kurz überkreuzen. Ausatmend lassen Sie Ihre Arme auf Schulterhöhe zurücksinken. Wiederholen Sie diese Übung noch zweimal.

Wirkung:
Die Übung stärkt die Schultergelenke und die seitliche Muskulatur des Rumpfes, dehnt die Zwischenrippenmuskulatur, schafft mehr Platz zum Atmen. Sie fördert die obere Atmung für bessere Sauerstoffversorgung des Gehirns.

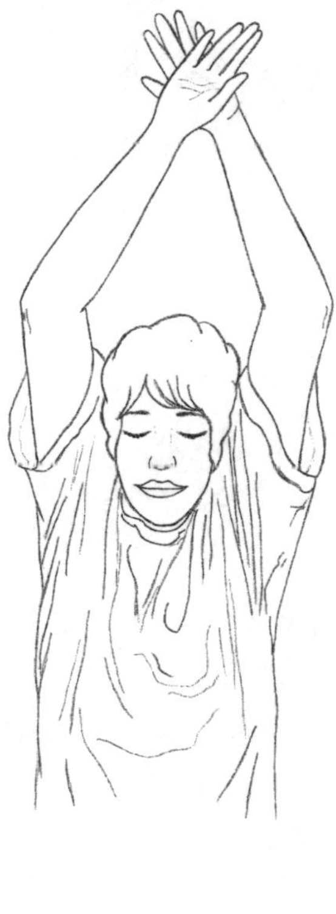

Abb. 5.5

5.6
Arme dehnen

Sie falten die Hände auf Brusthöhe, einatmend ziehen Sie die Handinnenflächen an Ihre Brust heran, ausatmend dehnen Sie die Handinnenflächen weit von sich. Wiederholen Sie diese Übung drei- bis fünfmal.

Wirkung:
Die Armmuskeln werden gedehnt, die Armmeridiane harmonisiert, insgesamt wirkt die Übung beruhigend.

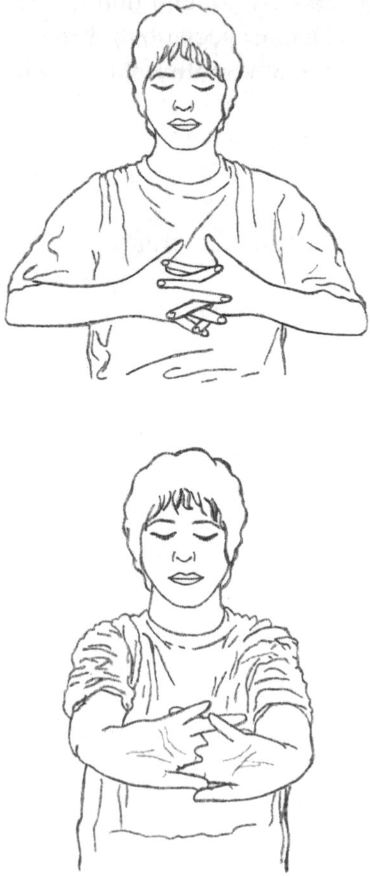

Abb. 5.6

5.7
Harmonisierende Übung

Wichtig für diese Übung ist die richtige Hand- und Armhaltung: Ellbogen und Handgelenke sollen eine Linie bilden, die Handinnenflächen berühren sich. Diese alte asiatische Gebetshaltung nennt man Namaskara Mudra.

Für diese Übung können Sie sich anlehnen. Legen Sie Ihre Hände in Gebetshaltung vor die Brust. Einatmend dehnen Sie Ihre Arme nach vorne (die Handinnenflächen sind nach vorne gerichtet), beim Ausatmen dehnen Sie Ihre Arme zur Seite. Beim nächsten Einatmen falten Sie Ihre Hände über dem Kopf und ausatmend dehnen Sie Ihre Hände (Handinnenflächen schauen zur Decke) nach oben. Einatmend lösen Sie die Hände, lassen Ihre Arme langsam seitlich nach außen absinken und ausatmend legen Sie Ihre Hände wieder in der Gebetshaltung vor der Brust zusammen. Wiederholen Sie noch zweimal.

Wirkung:
Die Übung wirkt harmonisierend, beruhigt die Nerven und Sinne, stärkt die Brustatmung und das Herz.

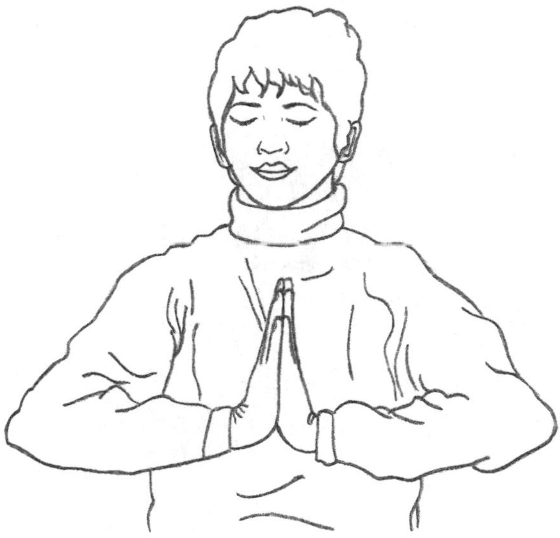

Abb. 5.7a

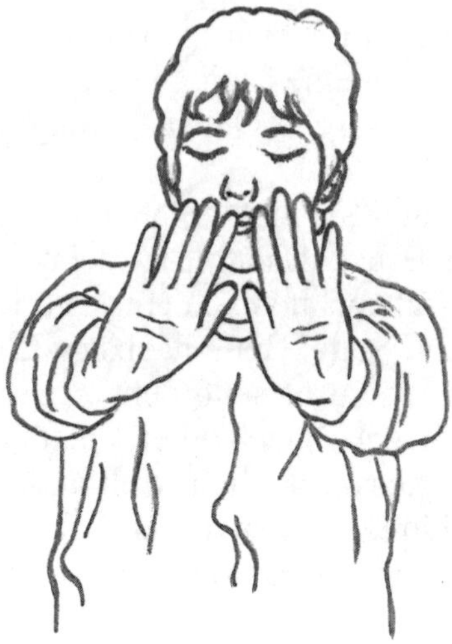

Abb. 5.7b

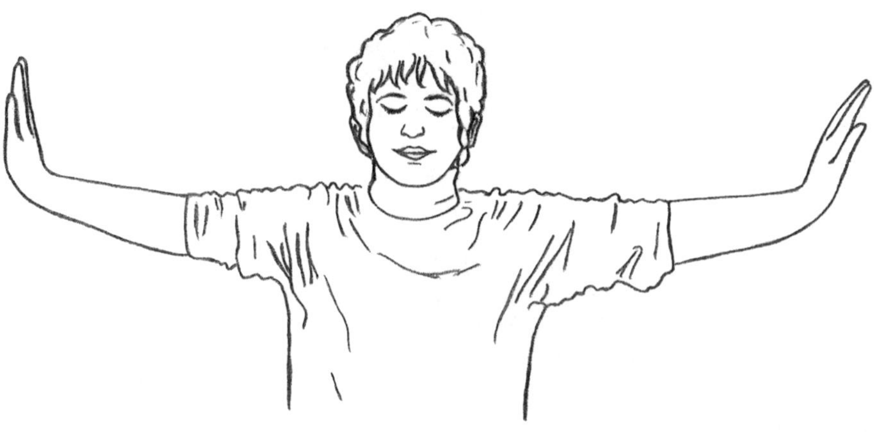

Abb. 5.7c

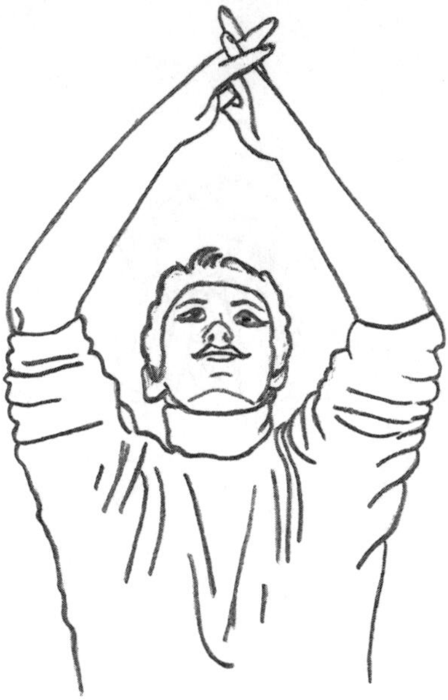

Abb. 5.7 d

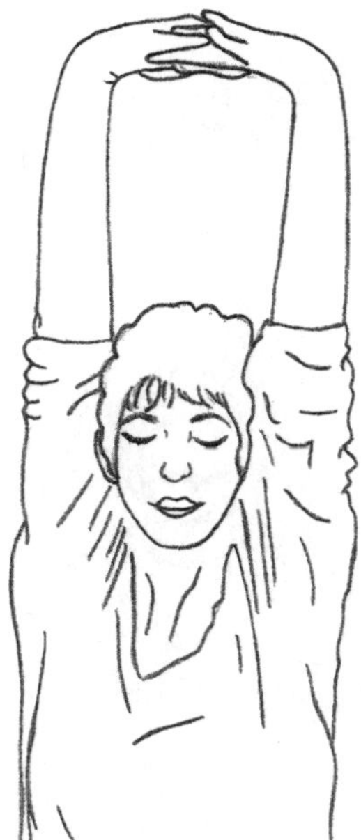

Abb. 5.7 e

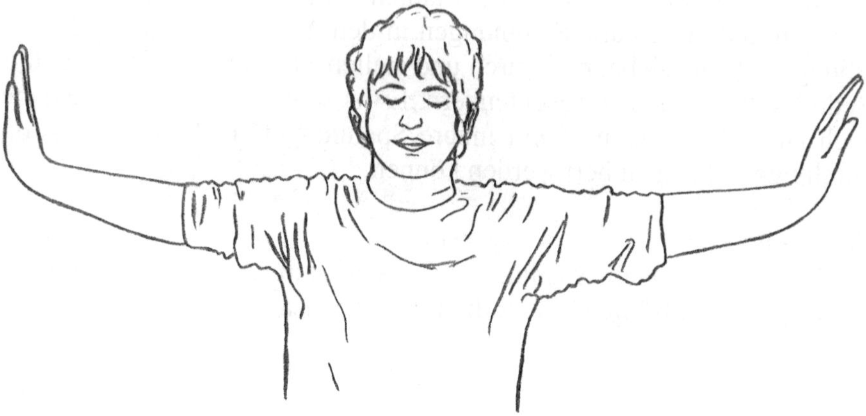

Abb. 5.7f

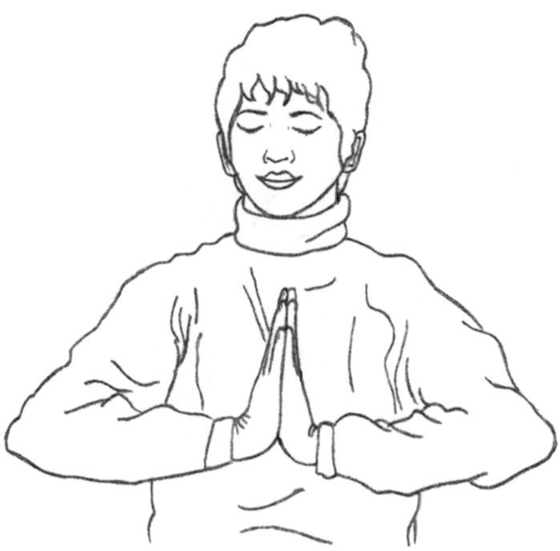

Abb. 5.7g

5.8
PAH-Übung, die Armlockerung

Sie legen Ihre Hände mit den Handinnenflächen gegen die Schlüsselbeine. Atmen Sie tief ein. Mit einem lauten „Pah“ werfen Sie Ihre Hände von sich und lassen alle Spannungen in den Armen los. Führen Sie die Übung fünf- bis siebenmal durch und stellen Sie sich vor, dass Sie alles Bedrohliche von sich wegschleudern. Es ist sehr wichtig, dass Sie dabei auch laut „Pah“ sagen, damit innere Spannungen auch verbal und dadurch intensiver geäußert werden können.

Wirkung:
Die Übung löst innere Spannungen, entspannt die Armmuskeln. Mobilisation der Wirbelsäule – Flexibilität der Lebensachse.

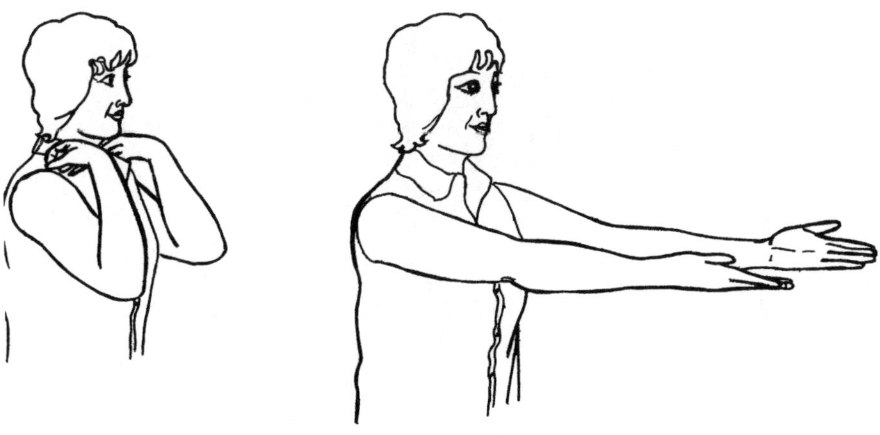

Abb. 5.8

5.9

Der Berg – Dehnung nach oben

1. Variation

Setzen Sie sich auf den vorderen Rand des Stuhls. Einatmend heben Sie langsam Ihre Arme seitlich ausgestreckt über den Kopf, bis die Handinnenflächen sich berühren. Halten Sie kurz die Dehnung und den Atem. Ausatmend lassen Sie Ihre Arme langsam wieder seitlich in den Schoß absinken. Führen Sie diese Streckung dreimal aus. Beim dritten Mal bleiben Sie für drei bis fünf Atemzüge in der Streckung und lassen den Atem fließen. Ausatmend lassen Sie Ihre Arme wieder seitlich absinken, neigen Sie sich nach vorne und lassen Sie Ihre Arme kurz baumeln. Richten Sie sich mit dem Oberkörper langsam wieder auf und spüren Sie nach.

Wirkung:
Die Übung dehnt die Wirbelsäule, stärkt die Lunge, löst Spannungen im oberen Rücken, Schulter- und Nackengebiet.

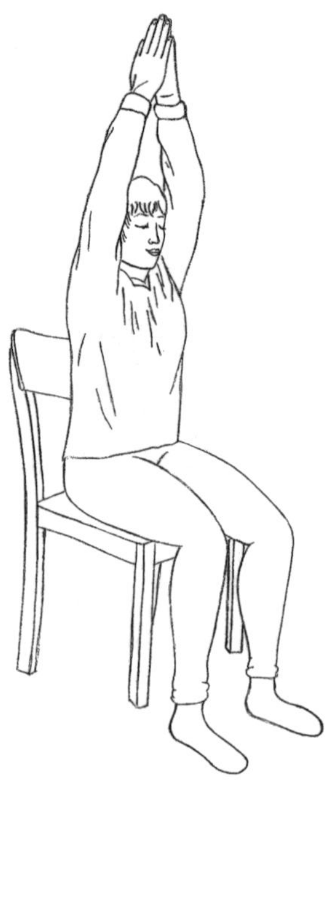

Abb. 5.9/1

2. Variation

Legen Sie Ihre rechte Hand auf die rechte Schulter, Ihre linke Hand auf die linke Schulter. Ihr Rücken sollte gerade aufgerichtet sein. Einatmend dehnen Sie Ihre Arme nach oben, sodass die Handinnenflächen zueinander schauen, halten Sie kurz die Dehnung und den Atem, ausatmend lassen Sie Ihre Hände langsam wieder auf die Schultern absinken. Führen Sie dies dreimal aus. Beim dritten Mal bleiben Sie in der Dehnung noch oben, lassen Sie den Atem fließen und pumpen Sie (abwechselnd Fäuste ballen und Finger spreizen) einige Male kräftig mit den Händen. Nach circa drei bis neun Atemrunden lassen Sie Ihre Arme langsam absinken. Neigen Sie sich nach vorne und lassen Sie alles los, alles baumeln. Richten Sie sich langsam auf und spüren Sie bewusst in den oberen Rücken.

Wirkung:
Die Übung dehnt die Wirbelsäule, stärkt die Lunge, löst Spannungen im oberen Rücken, Schulter- und Nackengebiet.

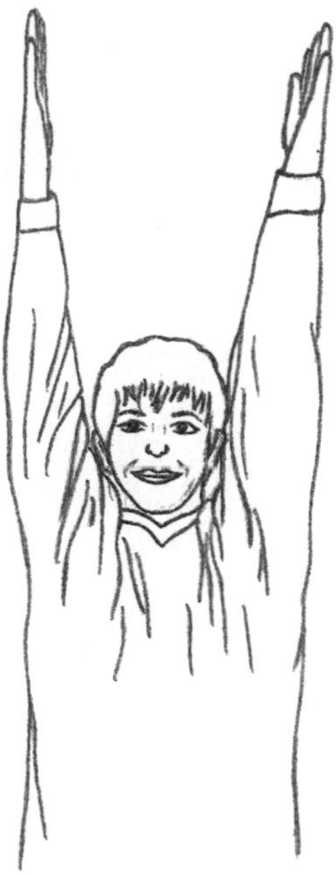

Abb. 5.9/2

5.10
Hände klatschen über dem Kopf

Sie sitzen auf dem vorderen Rand des Stuhls. Atmen Sie ein und heben Sie Ihre beiden Arme zunächst seitlich bis auf Schulterhöhe. Dann atmen Sie aus, wobei Sie die Arme noch weiter anheben, um über dem Kopf in die Hände zu klatschen. Einatmend lassen Sie Ihre Arme bis auf Schulterhöhe herabsinken, ausatmend klatschen Sie wieder mit den Händen über dem Kopf. Führen Sie diese Übung etwa fünf- bis siebenmal durch. Dann neigen Sie sich nach vorne, lassen die Arme baumeln und entspannen sich im „Nach-vorne-Neigen“ für ein paar Sekunden. Richten Sie sich langsam wieder auf und spüren Sie nach.

Wirkung:
Die Übung stärkt das Herz.

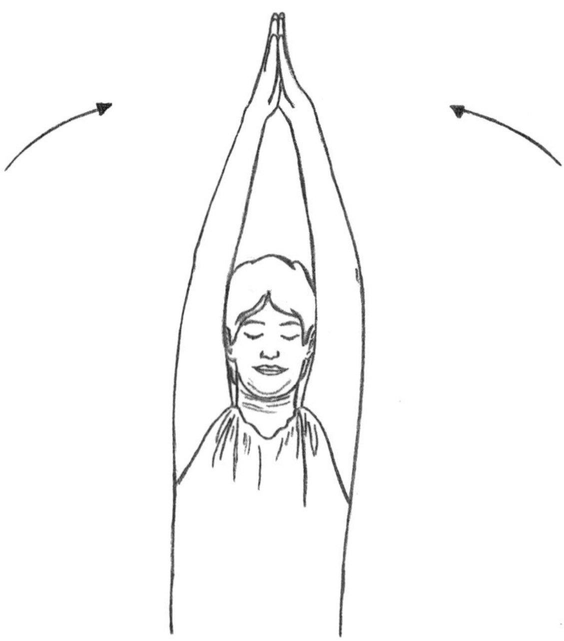

Abb. 5.10

5.11
Arme strecken und lockerlassen

Setzen Sie sich auf den vorderen Rand des Stuhls. Die Knie und Füße sind etwa schulterbreit geöffnet, die Füße befinden sich genau unter den Knien. Heben Sie den rechten Arm nach vorne hoch und strecken Sie ihn senkrecht nach oben. Mit dem nächsten Einatmen dehnen Sie den Arm nach oben. Halten Sie kurz die Streckung und den Atem. Ausatmend lassen Sie den rechten Arm in den Schoß oder seitlich herabsinken. Tun Sie dies dreimal mit dem rechten, dreimal mit dem linken Arm und dreimal mit beiden. Spüren Sie nach.

Wirkung:
Die Übung löst Spannungen in den Armen, dehnt die Muskeln und Sehnen der Arme.

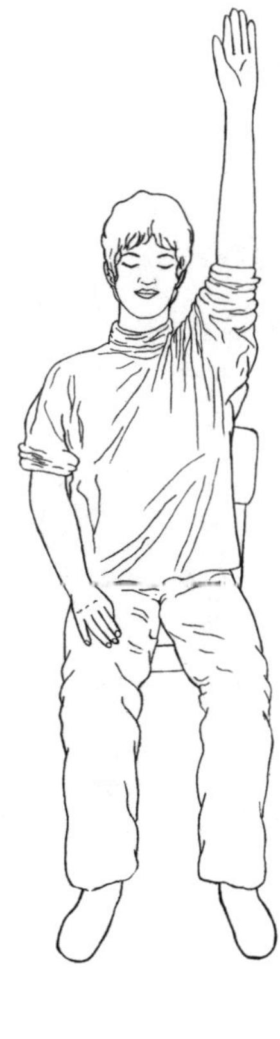

Abb. 5.11

5.12
Wände auseinander drücken

Nehmen Sie Ihre Arme seitlich hoch auf Schulterhöhe. Ihre Hände sind nach oben angewinkelt, die Fingerspitzen zeigen nach oben und die Handinnenflächen nach außen. Stellen Sie sich vor, dass sich rechts und links von Ihnen zwei Wände befinden und dass Ihre Handinnenflächen diese Wände berühren. Mit dem nächsten Einatmen dehnen Sie Ihre Hände fest nach außen. Stellen Sie sich vor, dass Sie diese beiden Wände auseinander drücken. Ausatmend lassen Sie locker. Wiederholen Sie diese Übung dreimal. Beim dritten Mal können Sie für ein paar Atemrunden in der Dehnung bleiben. Dann lassen Sie ausatmend Ihre Arme absinken, neigen sich nach vorne und lockern die Arme, wenn Sie das Bedürfnis danach haben. Richten Sie sich auf und spüren Sie nach.

Wirkung:
Die Übung dehnt die Sehnen und Muskeln der Arme und löst Verspannungen in den Schultern.

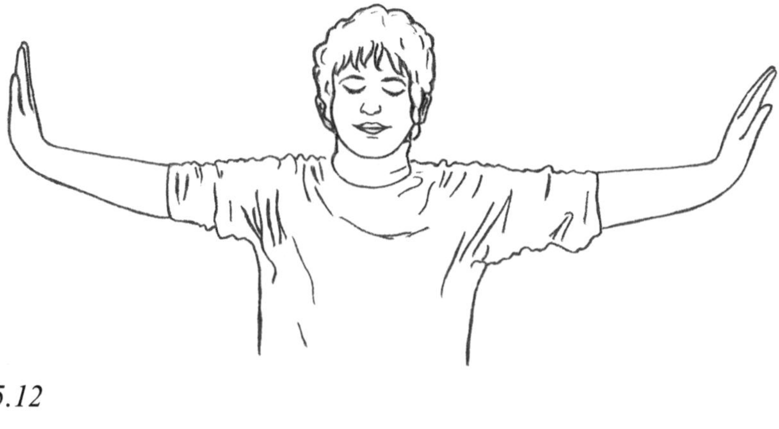

Abb. 5.12

5.13
Gewichte drücken

Setzen Sie sich auf den vorderen Rand des Stuhls. Stellen Sie sich vor, dass auf Ihrer rechten Hand und unter Ihrer linken Hand zwei schwere Gewichte ruhen. Einatmend drücken Sie mit viel Druck die gedachten Gewichte auseinander und ausatmend lassen Sie los, wobei Sie den erhobenen Arm seitlich herabsinken lassen.

Wiederholen Sie zweimal und führen Sie sie seitenverkehrt – linker Arm oben, rechter Arm unten – noch dreimal aus.

Wirkung:
Die Übung dehnt die Sehnen und Muskeln der Arme, löst Spannungen im Nacken- und Schultergebiet.

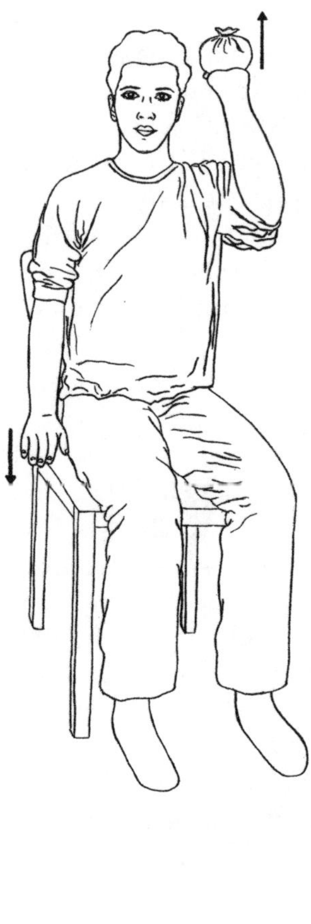

Abb. 5.13

6.

Übungen für den Rücken

Die Wirbelsäule wird in Indien „Brahma Danda", Spazierstock Gottes genannt. Mit ihrer Beweglichkeit steht und fällt unser Wohlbefinden. Wer ständig Rückenschmerzen hat, der verliert seine Lebensfreude. Ist die Wirbelsäule aber beweglich und elastisch, so fühlen wir uns jung und voller Schwung. Das Hauptproblem unseres Rückens ist der aufrechte Gang. Würden wir weiterhin wie die Tiere im Vierfüßlergang laufen oder krabbeln, hätten wir keine Rückenschmerzen. Die Wirbelsäule hat vielfältige Aufgaben: Sie hält uns aufrecht, fängt Stöße und Last mit den Bandscheiben ab, hält mit Hilfe der Muskulatur den Kopf auf dem obersten Wirbel balanciert. Sie hält uns aufrecht und jede Bewegung verändert ihr Gleichgewicht. Gleichzeitig schützt sie im Rückenmarkskanal die empfindlichen Nervenfasern, die nicht gedrückt werden dürfen. Es lohnt sich also, etwas für die Gesunderhaltung des Rückens zu tun.

Auch hier gilt: Je mehr die Muskeln tragen, desto weniger werden die Knochen abgenutzt.

Was braucht der Rücken, um gesund zu bleiben? Bewegung.

Er braucht Vor- und Rückbeugen, Links- und Rechtsbeugen und Drehungen. Das alles aber völlig stressfrei, in Ruhe, mit tiefen Atemzügen, sodass das Gewebe jederzeit mit ausreichend Sauerstoff versorgt ist. Jeder Muskel muss die Zeit haben, das Gewicht des Körpers an den nächsten weiterzugeben. Ruckartige, schnelle Bewegungen schätzt der Rücken ebenso wenig wie langes Sitzen. Schon ein leichtes Hin- und Herschwingen bringt die Rückenmuskulatur zum Spielen, versorgt sie mit frischem Blut und Sauerstoff.

Spüren Sie in Ihren Rücken hinein. Wie fühlt er sich an? Hält er sich allein aufrecht, oder müssen Sie sich Mühe geben, um ihn aufrecht zu halten? Spüren Sie die Muskeln, die die Wirbelsäule halten, oder haben Sie eher das Gefühl, die Knochen halten die Muskeln zusammen?

Fühlt sich die rechte Seite genauso an wie die linke?

Oder haben Sie eine Schokoladenseite?

Spüren Sie zuerst in die Halswirbelsäule, dann in die Brustwirbelsäule, dann in die Lendenwirbelsäule und schließlich in das Steißbein hinein. Sind sie kraftvoll und harmonisch, oder haben Sie das Gefühl, dass irgendwo Blockaden/Staus sind?

Nehmen Sie sich Zeit, den Rücken zu spüren.

Wohltaten der Rückenübungen:

Kräftigung und Entspannung der Rückenmuskulatur, Anregung der Entschlackung, Blockadenlösung im Nervensystem, verstärkte Durchblutung des Bauchraumes und aller inneren Organe, Erhöhung der Geschmeidigkeit der Wirbelsäule. Übungen für den Rücken tragen zur inneren und äußeren Aufrichtigkeit bei.

6.1
Tanzhaltung (Nataraj Asana)

Sie sitzen vorne auf dem Stuhl. Schieben Sie Ihren rechten Fuß etwas nach vorne und den linken Fuß etwas nach hinten. Ihre linke Hand greift jetzt die Rückenlehne Ihres Stuhls. Jetzt heben Sie einatmend den rechten Arm senkrecht gestreckt nach oben und schauen Sie hoch zur rechten Hand. Bleiben Sie in dieser Dehnung für circa drei bis zehn Atemzüge (je nach Fähigkeit). Ausatmend lassen Sie Ihren rechten Arm langsam wieder sinken, lösen Sie die linke Hand von der Rückenlehne, stellen Sie Ihre Füße nebeneinander und lassen Sie Ihre Arme kurz baumeln, während Sie sich nach vorne neigen. Richten Sie sich auf, spüren Sie kurz nach und machen Sie die Übung mit der anderen Seite.

Wirkung:
Die Übung kräftigt die Rücken- und Armmuskeln, löst Spannungen im Hals-, Schulter- und Rückengebiet, dehnt die Wirbelsäule.

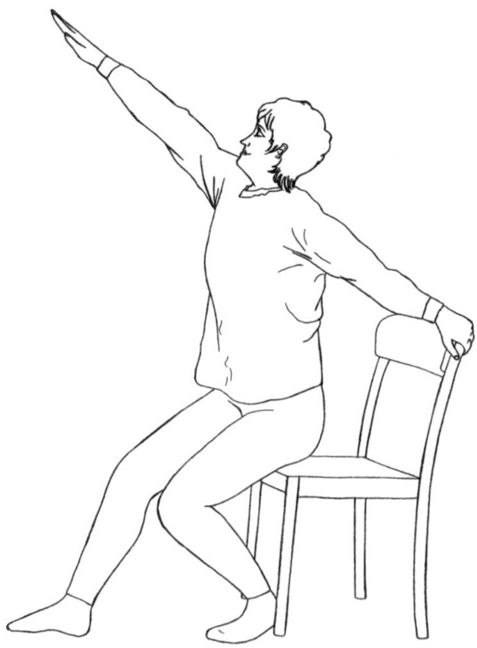

Abb. 6.1

6.2
Vorbeugen mit Drehung
1. Variation

Sie sitzen vorne auf dem Stuhl. Die Knie sind etwa schulterbreit geöffnet. Legen Sie Ihren linken Unterarm auf die Oberschenkel, verlagern Sie das Hauptgewicht auf den linken Ellbogen. Einatmend heben Sie nun langsam seitlich den rechten Arm senkrecht nach oben, schauen Sie hoch zur rechten Hand und lassen Sie Ihren Atem fließen. Nach drei bis neun Atemrunden lassen Sie ausatmend den rechten Arm langsam absinken, lösen Sie den linken Arm und lassen Sie ihn ebenfalls absinken, neigen Sie sich nach vorne und lassen Sie die Arme baumeln. Richten Sie sich auf und spüren Sie nach, bevor Sie die Übung mit der anderen Seite durchführen.

Abwandlung: Ballen Sie mit der nach oben gestreckten Hand eine Faust und spreizen Sie die Finger. Führen Sie diese Faust- und Spreizbewegung einige Male aus.

Wirkung:
Die Übung löst Spannungen im Rücken-, Schulter- und Nackengebiet. Beim „Pumpen" (Faust und Spreizbewegung) wird zusätzlich der obere Lymphfluss angeregt. Sie weitet den Brustraum und regt den Atem an.

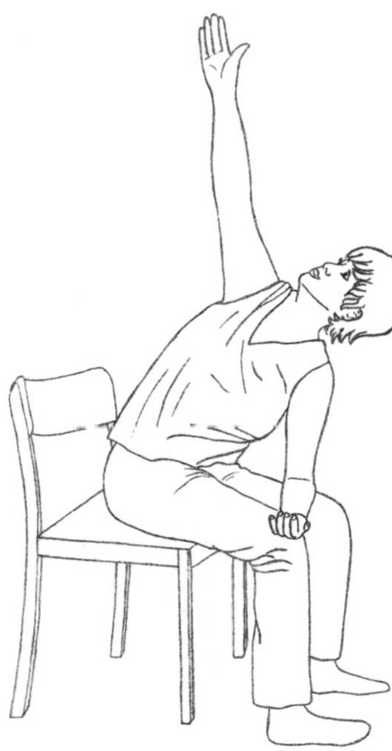

Abb. 6.2 a

2. Variation

Falten Sie die Hände hinter dem Kopf. Einatmend dehnen Sie die Ellbogen nach hinten, ausatmend lassen Sie den rechten Ellbogen Richtung rechten Oberschenkel absinken (nur soweit es Ihr Körper erlaubt). Einatmend richten Sie sich wieder auf, dehnen die Ellbogen nach hinten, ausatmend lassen Sie den linken Ellbogen Richtung linker Oberschenkel absinken. Wiederholen Sie jede Seite noch zweimal. Beim letzten Mal können Sie in dieser Haltung für drei bis fünf Atemzüge verweilen.

Wirkung:
Die Übung löst Spannungen im Rücken-, Schulter- und Nackengebiet, weitet den Brustraum und regt den Atem an.

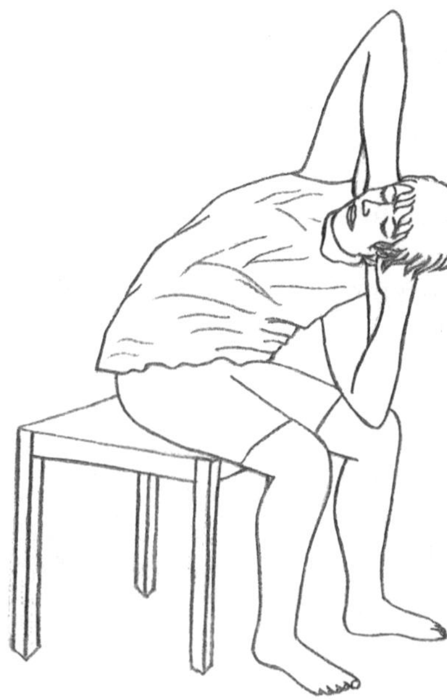

Abb. 6.2 b

6.3
Drehsitz (Matsyendra Asana)

Vorsicht: *Bei künstlichen Hüftgelenken sollten die Beine nicht übereinander geschlagen werden, da sich dies negativ auswirken kann. Lassen Sie die Beine dann einfach parallel nebeneinander. Die Übung ist trotzdem sehr wirkungsvoll.*

Sie rutschen auf dem Stuhl etwas nach vorne, sodass Sie ganz frei sitzen. Der Rücken ist gerade aufgerichtet. Das rechte Bein wird über das linke Bein gelegt, die linke Hand außen an das rechte Knie. Den rechten Handrücken legen Sie horizontal auf Ihren unteren Rücken.

Mit geradem Oberkörper drehen Sie sich mit dem Ausatmen nach rechts, soweit es Ihr Körper erlaubt. Der Atem fließt. Zu Anfang reichen drei bis sechs Atemzüge, während Sie in der Drehung verweilen. Später, mit vermehrter Flexibilität des Körpers, kann man noch länger in den Drehungen verweilen. Einatmend drehen Sie sich langsam wieder zurück zur Mitte, ausatmend lösen Sie die rechte Hand vom Handrücken und lassen das rechte Bein wieder absinken. Neigen Sie sich kurz nach vorne und lassen Sie alles los, bevor Sie sich zur anderen Seite drehen. Sie legen dann das linke Bein über das rechte, die rechte Hand auf das linke Knie, die linke Hand auf den unteren Rücken und ausatmend drehen Sie sich nach links.

Wirkung:
Die vertikale Drehung beugt einer Versteifung und Abnutzung der Wirbelsäule vor.

Der Drehsitz ist eine der wenigen Übungen, die den Rücken in aufrechter Haltung beweglich machen. Dies wirkt sich wiederum positiv auf das Zentralnervensystem aus, indem die sensorischen und motorischen Impulse, die von hier ausgehen, ungehindert fließen können. Das ganze Nervensystem wird frisch und lebendig erhalten. Die Bauchorgane werden durch die abwechselnde Drehung des Körpers massiert und verstärkt durchblutet. Einer Verstopfung wird vorgebeugt oder sie wird beseitigt.

Eine Variation

Anstatt den Handrücken auf den unteren Rücken zu legen, strecken Sie den Arm seitlich nach außen auf Schulterhöhe aus. Dadurch findet eine vermehrte Durchblutung der Schulter und des ausgestreckten Armes statt. Spannungen im Schulter- und Nackenbereich werden abgebaut.

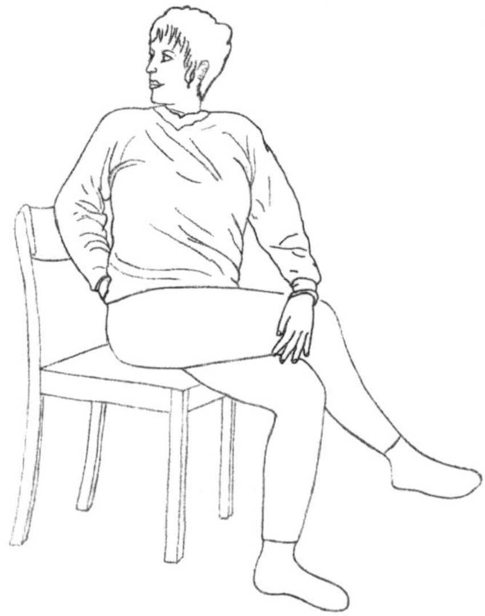

Abb. 6.3

6.4
Tigeratmung

Setzen Sie sich vorne auf den Stuhl und schieben Sie Ihre Hände etwas weiter nach vorne auf die Knie. Dieser Bewegungsablauf beginnt im Becken. Einatmend das Becken nach vorne kippen, in die Rückbeuge kommen, den Kopf in den Nacken legen und ausatmend das Becken nach hinten kippen, den Rücken wölben und in den Katzenbuckel gehen. Schauen Sie dabei auf Ihren Nabel. Führen Sie diese Bewegungen einige Male langsam und bewusst aus, koordiniert mit Ihrem Atemrhythmus, circa vier- bis achtmal. Dann lassen Sie Ihre Arme baumeln, sinken Sie mit dem Oberkörper etwas nach vorne und lassen alles los. Richten Sie sich langsam auf und spüren Sie bewusst in Ihren Rücken.

Wirkung:
Die Übung hält die Wirbelsäule geschmeidig, hat vorbeugende und lindernde Wirkung bei Rückenschmerzen und erhöht die Konzentrationsfähigkeit.
Vorsicht: Kein extremes Hohlkreuz bei Rückenpatienten (Bandscheibenvorfallgefahr)!

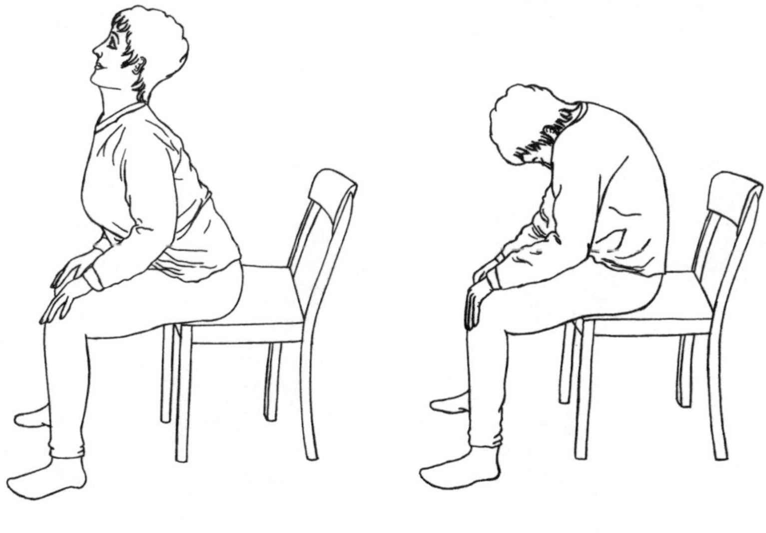

Abb. 6.4

6.5
Rücken-Arm-Dehnung
1. Variation

Setzen Sie sich auf den vorderen Rand des Stuhls. Der Rücken ist gerade aufgerichtet, aber entspannt. Falten Sie Ihre Hände hinter dem Rücken. Einatmend ziehen Sie nun Ihre Arme nach unten, sodass die Schultern nach hinten gedehnt werden und die Brust sich weitet. Lassen Sie Ihren Kopf ganz leicht in den Nacken absinken. Ausatmend lassen Sie locker. Kopf- und Oberkörper sind wieder gerade aufgerichtet. Wiederholen Sie die Übung noch zweimal. Spüren Sie kurz nach, bevor Sie anschließend die zweite Variation ausführen.

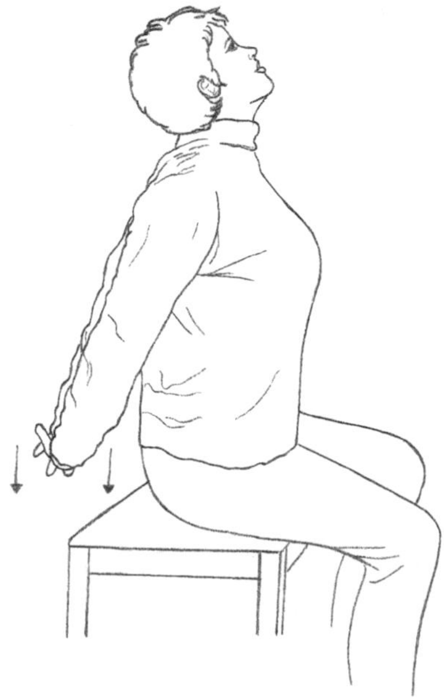

Abb. 6.5 a

2. Variation

Legen Sie Ihre Handinnenflächen hinter dem Rücken zusammen und falten Sie sie. Ihr Oberkörper bleibt jetzt ganz gerade aufgerichtet. Einatmend dehnen Sie langsam und vorsichtig die gefalteten Hände nach oben. Gehen Sie dabei nur bis zur Schmerzgrenze. Halten Sie ganz kurz die Dehnung und den Atem an. Ausatmend lassen Sie Ihre Arme langsam absinken. Wiederholen Sie diese Übung noch zweimal.

Wirkung:
Beide Varianten lösen Verspannungen im Schulter-, Nacken- und oberen Rückengebiet, weiten die Brust, dehnen die Schultermuskeln und regen die Drüsen an. Sie verleihen Selbstvertrauen.

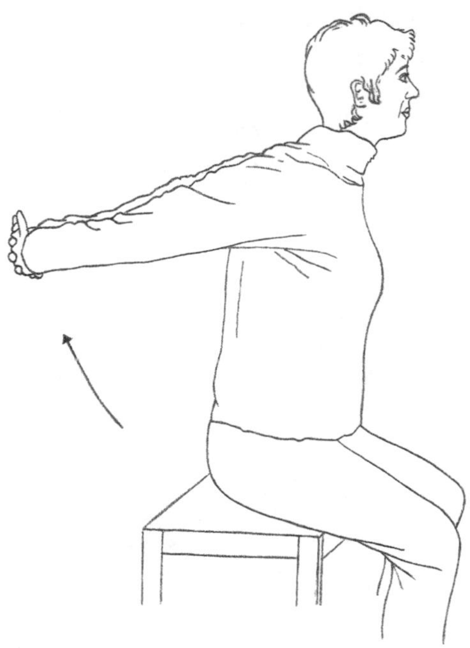

Abb. 6.5 b

6.6
Drehsitz mit angewinkelten Armen

Sie sitzen auf dem vorderen Rand des Stuhls. Verschränken Sie Ihre Hände hinter dem Kopf, dehnen Sie die Ellbogen beim Einatmen etwas nach hinten (nur bis zur Schmerzgrenze). Ausatmend drehen Sie sich mit geradem Oberkörper nach rechts und schauen zum rechten Ellbogen, einatmend drehen Sie sich zurück zur Mitte und ausatmend nach links. Schauen Sie zum linken Ellbogen. Drehen Sie sich langsam und in Ihrem eigenen Atemrhythmus insgesamt dreimal zu jeder Seite. Dann drehen Sie sich einatmend zurück zur Mitte, ausatmend lassen Sie wieder die Arme absinken, neigen sich nach vorne und lassen alles los. Richten Sie sich auf und spüren Sie in Schultern, Nacken und das obere Rückengebiet.

Abwandlung: Bei den letzten Drehungen können Sie auf jeder Seite für ein paar Sekunden verweilen und den Atem fließen lassen.

Wirkung:
Die Übung löst Spannungen im oberen Rücken, Schultern und Nackengebiet, hält die Wirbelsäule elastisch, stärkt die obere Atmung und wirkt positiv auf das Gedächtnis.

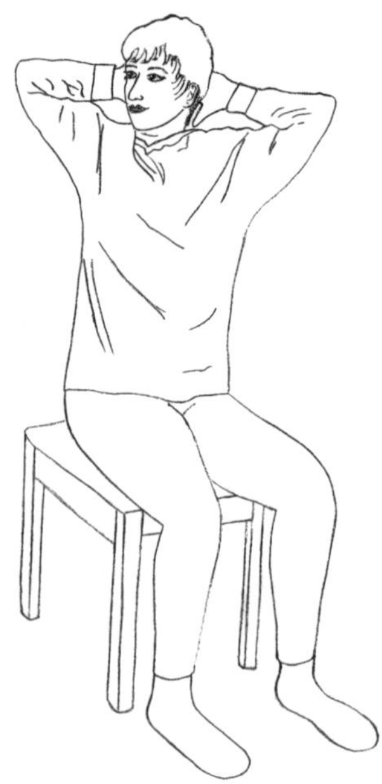

Abb. 6.6

6.7
Drehsitz mit ausgestreckten Armen

Sie sitzen vorne auf dem Stuhl. Schlagen Sie das rechte Bein über das linke. Nehmen Sie Ihre Arme seitlich hoch auf Schulterhöhe. Einatmend drehen Sie Ihren Kopf nach rechts und schauen zur rechten Hand. Ausatmend drehen Sie sich mit dem Oberkörper nach rechts, der rechte Arm zeigt jetzt (im Idealfall) nach hinten, der linke ausgestreckte Arm zeigt nach vorne. Gehen Sie nun so weit in die Drehung, wie es Ihr Körper erlaubt, ganz ohne Zwang. Bleiben Sie für drei bis sechs Atemrunden in der Drehung, schauen Sie weiterhin zur rechten Hand. Einatmend drehen Sie Oberkörper und Kopf langsam zurück zur Mitte, ausatmend lassen Sie Ihre Arme seitlich absinken und lösen das rechte Bein. Neigen Sie sich nun nach vorne und lassen Sie die Arme baumeln. Richten Sie sich auf und führen Sie nach einer kurzen Pause die Übung für die andere Körperhälfte aus: linkes Bein über das rechte, Arme seitlich hoch auf Schulterhöhe. Einatmend drehen Sie Ihren Kopf nach links, schauen zur linken Hand und ausatmend drehen Sie sich mit dem Oberkörper nach links. Bleiben Sie auch hier – je nach Fähigkeit – drei bis sechs Atemrunden in der Drehung.

Genießen Sie das Nachspüren.

Wirkung:
Wie bei Übung 6.6.

Bei Hüftgelenks-Prothesen die Beine nicht übereinander schlagen!

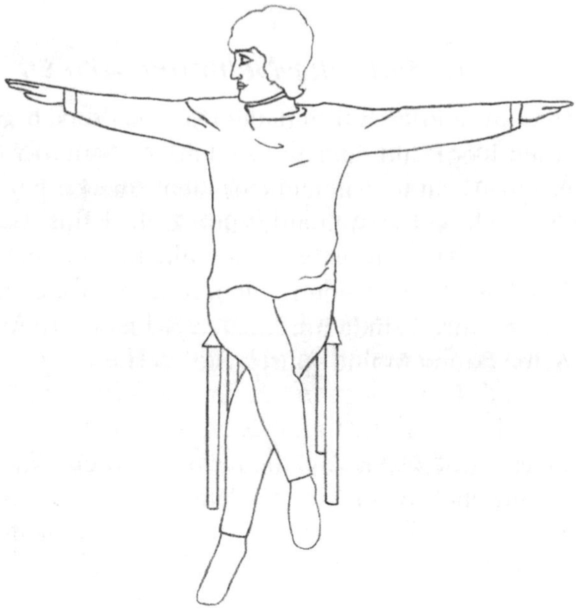

Abb. 6.7a

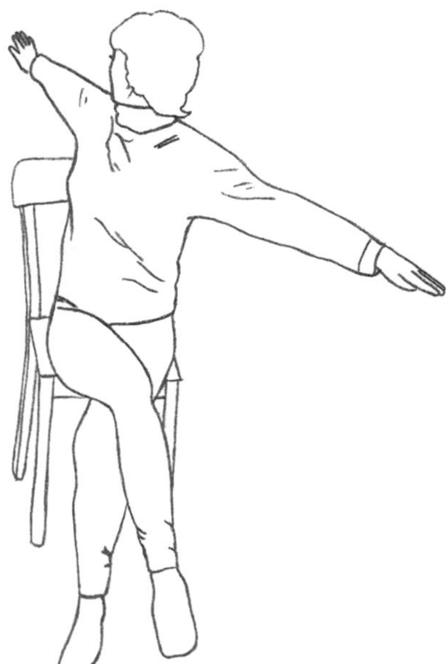

Abb. 6.7 b

6.8
Seitliche Dehnung

Sie sitzen auf dem vorderen Rand des Stuhls. Verschränken Sie die Hände hinter dem Kopf und dehnen Sie die Ellbogen sanft nach hinten. Mit dem nächsten Ausatmen neigen Sie den Oberkörper seitlich nach links, einatmend richten Sie sich auf, zurück zur Mitte, ausatmend neigen Sie den Oberkörper nun nach rechts, einatmend zurück zur Mitte. Führen Sie die Übung nach beiden Seiten je dreimal aus. Danach lösen Sie beim Ausatmen Ihre Hände und neigen Sie sich nach vorne. Lassen Sie nun Ihre Arme baumeln und spüren Sie nach.

Wirkung:
Die Übung stärkt die Rückenmuskulatur, die Muskulatur des Schulterblattes und die seitliche Muskulatur des Rumpfes. Der obere Lymphfluss wird angeregt.

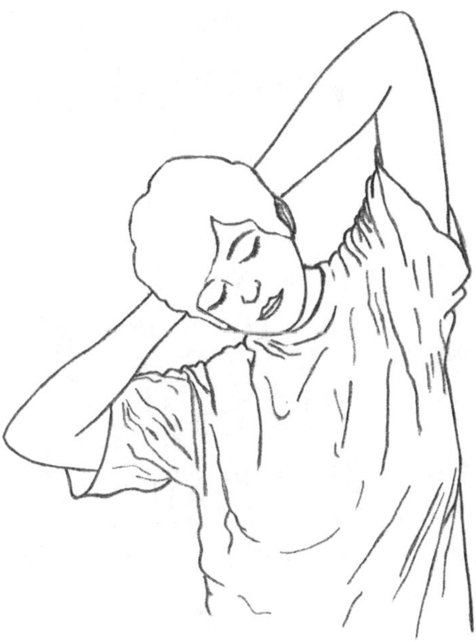

Abb. 6.8

6.9
Rücken- und Beindehnung

Für diese Übung können Sie sich wieder anlehnen. Legen Sie Ihre Hände seitlich neben die Oberschenkel ab. Einatmend strecken Sie das rechte Bein nach vorne aus, ausatmend neigen Sie sich mit dem Oberkörper nach vorne, soweit es Ihr Körper erlaubt. Beim folgenden Einatmen heben Sie Ihren Oberkörper an, ausatmend lassen Sie Ihr rechtes Bein langsam wieder sinken. Wiederholen Sie die Übung noch zweimal mit dem rechten Bein und dreimal mit dem linken Bein.

Danach legen Sie Ihre Hände auf die Oberschenkel und spüren Sie bewusst in Ihren Bauch- und Beckenbereich.

Wirkung:
Die Übung dehnt die Rückenmuskeln und die Muskeln an den Hinterseiten der Beine, stärkt die Bauchmuskulatur und sammelt viel Energie im Bauch- und Beckenbereich.

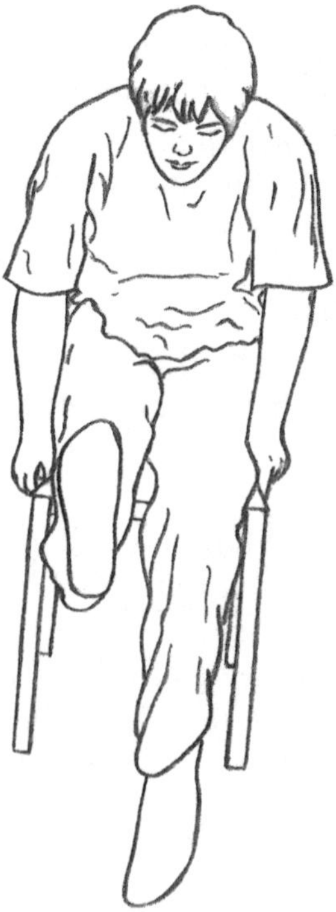

Abb. 6.9

7.

Übungen für Schulter, Hals und Nacken

Schulter, Hals und Nacken bilden das Kreuz des menschlichen Skeletts. Sie tragen nicht nur den Kopf, sondern alle Lasten, die schweren Einkäufe genauso wie die Sorgen. Oft ist deshalb besonders dieser Bereich sehr verspannt. Eine gewisse Halsstarrigkeit hat vielleicht auch damit zu tun. Bemühen wir uns also, den Kopf frei drehen zu können, um unseren Horizont zu erweitern.

Wichtig ist auch in diesem Bereich der Muskelaufbau. Tragen nämlich die Muskeln der Arme die Last, dann werden die Gelenke der Hände, Ellbogen und Schultern nicht so schnell abgenutzt. Das Gleiche gilt auch für die Halsmuskulatur: Trägt sie den Kopf und ist gut aufgebaut, so braucht sich der Nacken nicht zu verspannen.

Setzten Sie sich aufrecht hin und spüren Sie in den Hals-, Nacken- und Schulterbereich hinein. Kann die Energie frei fließen oder fühlt sie sich matt und schwer an? Ist die Wirbelsäule gerade?

Rollen Sie die Schultern einmal nach vorne und spüren Sie, wie krumm der Rücken in dieser Stellung ist.

Jetzt rollen Sie die Schultern nach hinten, heben das Brustbein. Spüren Sie, wie der ganze Körper sich aufrichtet und auch der Geist viel fröhlicher in die Welt schaut?

Beobachten Sie einen Tag lang Ihre Haltung: Lassen Sie sich hängen oder gehen Sie aufrecht durch die Welt? Was passiert mit Ihrer Stimmung, wenn Sie sich aufrichten?

Wohltaten der Übungen für den Schulter-/Nackenbereich:

Spannungen werden gelöst, die Durchblutung und damit der Abtransport von Schlacken wird gefördert, Gelenkschmiere wird aufgebaut, die Gelenke werden geschmeidiger, der Brustkorb weitet sich und gibt dem Atem mehr Raum, die Hals- und Brustmuskulatur wird gekräftigt. Gelassenheit und Raum bekommen so mehr Platz.

7.1
Propeller

Sitzen Sie vorne auf dem Stuhl, Ihr Rücken sollte gerade aufgerichtet sein, die Schultern locker. Drehen Sie die rechte Handinnenfläche nach oben, die linke nach unten. Krümmen Sie die Finger und legen Sie die Handinnenflächen seitenverkehrt aufeinander, sodass Sie die Finger der einen Hand mit den Fingern der anderen Hand verhaken können. Atmen Sie ein und heben Sie langsam den rechten Ellbogen nach oben, soweit es Ihr Körper erlaubt (nur bis zur Schmerzgrenze). Atmen Sie aus und drehen Sie die Arme wie ein Propeller in die andere Richtung. Jetzt zeigt Ihr linker Ellbogen nach oben und der rechte nach unten. Wiederholen Sie jede Ellbogenhebung einige Male, während Ihr Oberkörper gerade aufgerichtet bleibt. Nur die Arme und Schultern bewegen sich. Führen Sie diese Ellbogendehnung dreimal je Seite aus. Dann falten Sie die Hände und einatmend dehnen Sie Ihre Arme nach oben, die Handinnenflächen zeigen zur Decke und spüren die Dehnung im oberen Rücken, in den Schultern und Armen. Entweder bleiben Sie für ein paar Atemrunden in der Dehnung oder Sie lassen Ihre Arme mit dem nächsten Ausatmen entspannt in Ihren Schoß absinken.

Wirkung:
Die Übung löst Verspannungen im Schulter-, Nacken- und oberen Rückengebiet.

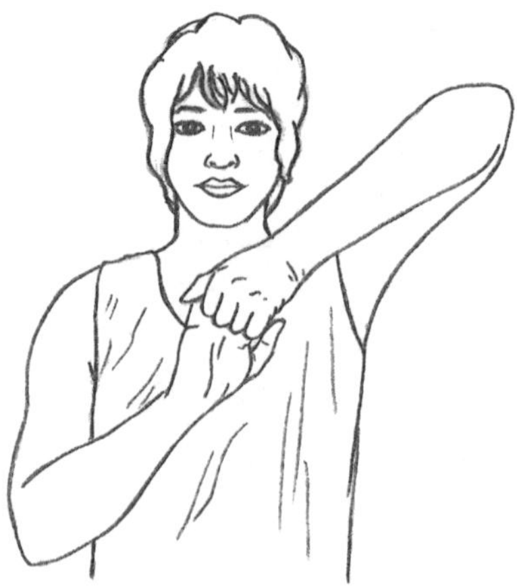

Abb. 7.1

7.2
Schultern fallen lassen

Sie sitzen auf dem vorderen Rand des Stuhls. Ihr Rücken ist gerade aufgerichtet. Lassen Sie Ihre Arme seitlich hängen. Einatmend ziehen Sie sanft beide Schultern hoch, ausatmend lassen Sie sie sanft absinken und atmen dabei kräftig oder seufzend aus. Stellen Sie sich vor, dass Sie mit dem Ausatmen alles Schwere von den Schultern fallen lassen. Führen Sie die Übung dreimal aus.

Daran anschließend bieten sich die nächsten beiden Übungen an.

Wirkung:
Die Übung löst Spannungen in den Schultern und im Nackenbereich.

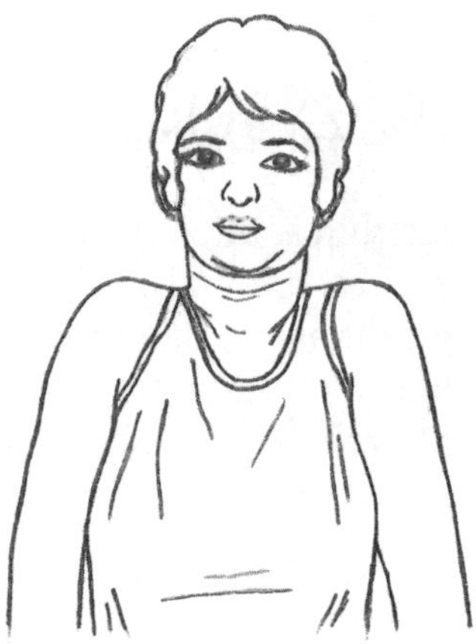

Abb. 7.2

7.3
Schulterkreisen

1. Variation

Legen Sie die rechte Hand auf die rechte und die linke Hand auf die linke Schulter. Beschreiben Sie mit den Ellbogen drei bis viermal große Kreise nach hinten und nach vorne. Führen Sie diese Kreisbewegung ganz bewusst aus. Atmen Sie dabei ganz normal weiter.

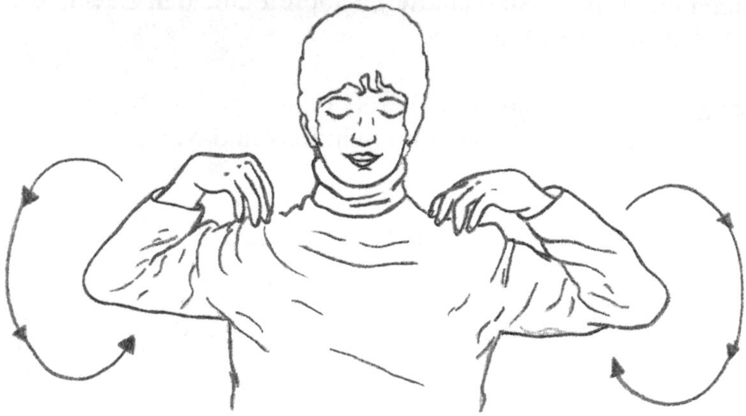

Abb. 7.3 a und b

2. Variation

Lassen Sie Ihre Arme weiterhin seitlich hängen und kreisen Sie nun nur mit der rechten Schulter circa dreimal nach hinten und circa dreimal nach vorne. Das Gleiche führen Sie dann mit der linken Schulter aus. Kreisen Sie dann mit beiden Schultern dreimal nach hinten und dreimal nach vorne. Versuchen Sie während des Schulterkreisens mit Ihrem Bewusstsein in den Schultern zu sein.

Wirkung:
Die Übung löst Verspannungen im Schulter- und Nackengebiet und lockert den Schultergürtel.

7.4
Schultern massieren

Für diese Übung können Sie sich entweder aufgerichtet vorne auf den Stuhl setzen oder bequem mit dem Rücken anlehnen.

Legen Sie Ihre linke Hand auf Ihre rechte Schulter. Massieren Sie die rechte Schulter und das Hals- und Nackengebiet. Dann ballen Sie die linke Hand zur Faust und klopfen sanft Ihre Schulter ab. Danach lassen Sie Ihre linke Hand in den Schoß absinken. Massieren Sie nun mit der rechten Hand Ihre linke Schulter. Klopfen Sie dann auch die linke Schulter mit Ihrer Faust ab.

Wirkung:
Die Übung löst Verspannungen im Schulter- und Nackenbereich.

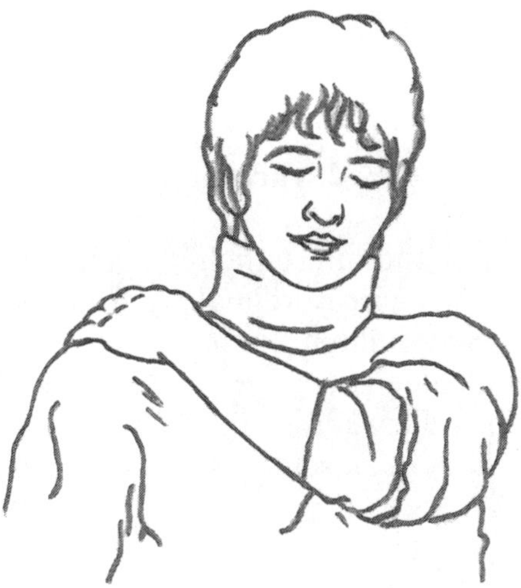

Abb. 7.4

7.5
Schultern dehnen

Sitzen Sie wieder vorne auf dem Stuhl. Der Rücken ist gerade. Legen Sie die rechte Hand auf die rechte Schulter und die linke Hand auf die linke Schulter. Ausatmend dehnen Sie Ihre Ellbogen nach vorne, sodass im Idealfall die Ellbogen sich berühren, einatmend dehnen Sie Ihre Ellbogen, soweit es ihr Körper erlaubt, nach hinten. Wiederholen Sie dies dreimal.

Lassen Sie danach Ihre Hände in den Schoß absinken und spüren Sie kurz nach.

Dann legen Sie Ihre Hände nochmals auf die Schultern. Einatmend dehnen Sie Ihre Ellbogen nach oben, ausatmend nach unten – so weit, wie es geht, aber nur bis zur Schmerzgrenze. Wiederholen Sie dies dreimal.

Wirkung:
Die Übung löst Spannungen im Schulter- und im Nackenbereich.

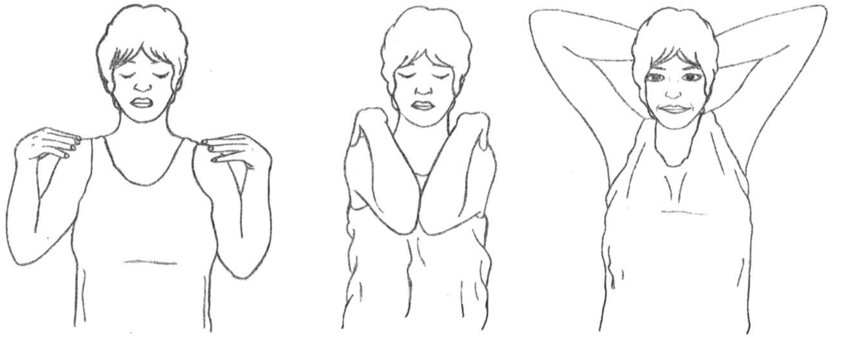

Abb. 7.5

7.6
Kopf seitlich absinken lassen

Lassen Sie Ihren Kopf im Zeitlupentempo sanft auf die rechte Schulter absinken und dann genauso langsam auf die linke Schulter. Wiederholen Sie noch zwei- bis dreimal. Dann schauen Sie langsam über die rechte Schulter, anschließend langsam über die linke Schulter. Wiederholen Sie auch dies zwei- bis dreimal. Lassen Sie den Atem dabei ganz ruhig fließen. Nehmen Sie Ihren Kopf zurück in die Mitte und spüren Sie nach.

Wirkung:
Die Übung dehnt die seitliche Muskulatur des Halses und löst Verspannungen im Hals- und Nackengebiet.

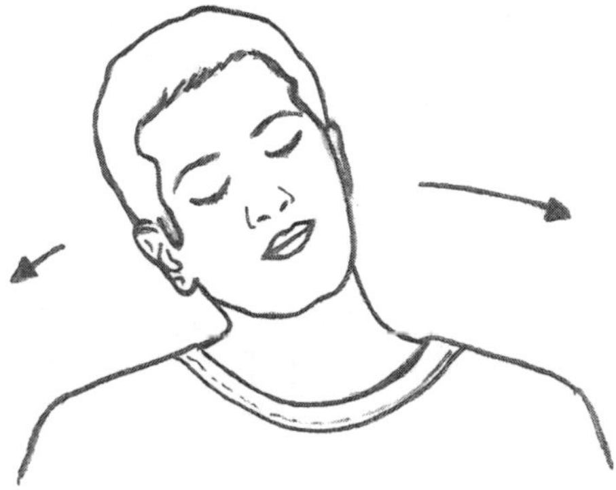

Abb. 7.6

Achtung: *Machen Sie diese Übung nie zu schnell, da Sie sonst die Halsmuskulatur und die Halswirbelsäule überfordern.*

7.7
Langsames Kopfdrehen (Brahma Mudra)
1. Variation

Für diese Übung können Sie sich bequem im Stuhl anlehnen. Schließen Sie die Augen. Einatmend drehen Sie Ihren Kopf ganz langsam zur rechten Schulter, ausatmend drehen Sie den Kopf ganz langsam nach links, zur linken Schulter. Führen Sie diese Übung dreimal aus. Dann drehen Sie Ihren Kopf zurück zur Mitte. Einatmend lassen Sie Ihren Kopf sanft nach hinten in den Nacken absinken (die Lippen können leicht geöffnet sein), ausatmend lassen Sie Ihren Kopf langsam nach vorne absinken. Führen Sie auch dies dreimal aus. Dann kehren Sie mit Ihrem Kopf zurück zur Mitte und spüren in Ihr Hals- und Nackengebiet bewusst hinein.

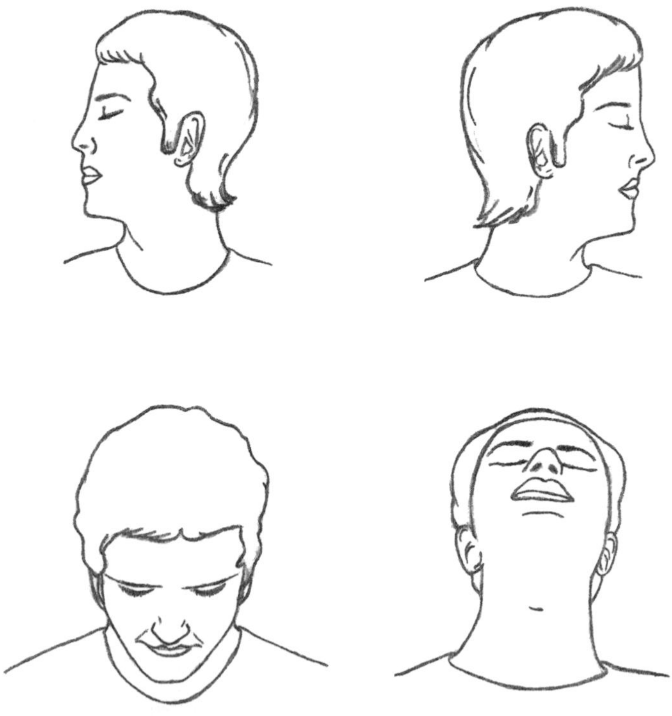

Abb. 7.7a und b

2. Variation

Drehen Sie Ihren Kopf einatmend langsam zur rechten Schulter, ausatmend zurück zur Mitte. Einatmend drehen Sie den Kopf langsam nach links – zur linken Schulter –, ausatmend zur Mitte. Dann lassen Sie den Kopf beim Einatmen in den Nacken absinken, ausatmend zur Mitte. Einatmend lassen Sie den Kopf nach vorne absinken, ausatmend zur Mitte. Wiederholen Sie dies noch zwei weitere Male.

Wirkung:
Die Übung löst Verspannungen im Hals- und Nackengebiet und unterstützt die Schild- und Nebenschilddrüse in ihren Funktionen.

7.8
Drehung der Schultergelenke

Setzen Sie sich vorne auf den Stuhl, sodass Sie ganz frei sitzen. Heben Sie Ihre Arme seitlich ausgestreckt auf Schulterhöhe an. Die Handinnenflächen sind nach oben gedreht und die Daumen sind abgespreizt. Atmen Sie ein. Ausatmend drehen Sie die Handinnenflächen nach unten, dann nach hinten und, soweit es geht, nach oben. Einatmend drehen Sie die Hände wieder in die Ausgangsstellung zurück. Wiederholen Sie diese Drehung drei- bis fünfmal. Lassen Sie die Arme langsam in den Schoß absinken.

Eine schwierige Variation besteht darin, bei der letzten Drehung der Hände für ein paar Atemrunden in der Drehung zu bleiben.

Wirkung:
Die Übung lockert die Muskeln der Schultergelenke und hält diese geschmeidig. Sie löst Verspannungen im Schulter- und Nackenbereich.

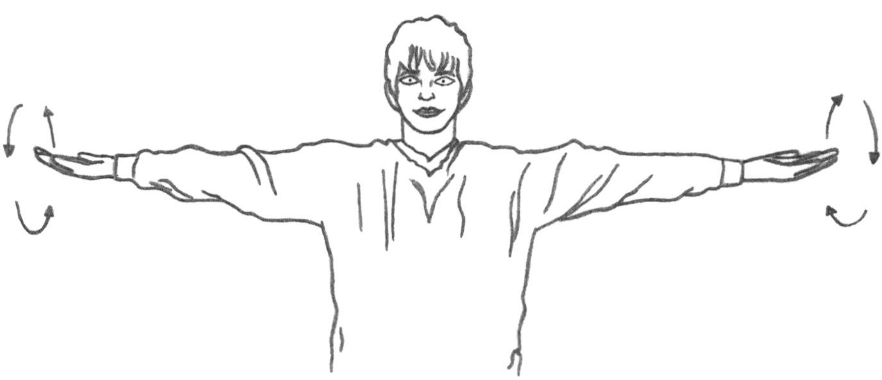

Abb. 7.8

8.

Übungen im Stehen (teils am Stuhl, teils ohne Stuhl)

An dieser Stelle sollen der Abwechslung wegen einige Übungen vorgestellt werden, die Sie stehend ausführen können, indem Sie sich zum Teil am Stuhl festhalten, um die Balance nicht zu verlieren.

Für den Alltag ist ein Wechseln der Position sehr wichtig. Den ganzen Tag nur zu sitzen schädigt die Wirbelsäule sehr. Besser ist ein mindestens stündlicher Wechsel von sitzen, stehen, gehen und liegen. Wenn Sie gezwungen sind, lange zu sitzen, so sollten Sie wenigstens öfter die Sitzposition verändern, um die Muskeln nicht erstarren zu lassen.

Schaukeln Sie ein wenig von vorne nach hinten oder von links nach rechts. Neigen Sie sich mal nach vorne, lehnen Sie sich mal an… Der Mensch braucht Abwechslung und Bewegung. Lassen Sie die Muskeln spielen.

Im Stehen fühlt sich der Körper anders an als im Sitzen. Spüren Sie erst einmal diese neue Position: Ich stehe…

Die Beine sollten hüftbreit auseinander stehen, um dem Körper eine gute Balance zu geben. Die Schultern sind leicht nach hinten gerollt. Um ein Hohlkreuz zu vermeiden, winkeln sie die Knie etwas an, sodass das Steißbein etwas nach vorne geschoben werden kann. Diese Stellung sorgt dafür, dass Sie mit Hilfe der Beinmuskeln stehen und nicht mit durchgedrückten Knien nur auf den Knochen.

Pendeln Sie nun etwas nach rechts und links und spüren Sie, wie die Rückenmuskeln zu spielen anfangen. Mal trägt die rechte Seite das Gewicht, mal die linke Seite. Finden Sie Ihren Lieblingsrhythmus und entscheiden Sie selbst, wann Sie genug gespielt haben.

Wohltaten der Übungen im Stehen:

Die Zwischenrippenmuskulatur wird gedehnt, Ischiasschmerzen wird vorgebeugt, das Lungenvolumen wird vergrößert, die Atmung verbessert. Der Lymphfluss wird durch die Muskelarbeit angeregt, den Körper zu entgiften. Das körperliche und seelische Gleichgewicht und die Zusammenarbeit beider Gehirnhälften werden gestärkt. Die Durchblutung des ganzen Kopfbereiches, besonders des Gehirns (Konzentration/Gedächtnis) und der Augen, wird gefördert. Spannungen im Beckenbereich werden gelöst.

8.1
Halber Bogen

Stellen Sie sich hinter den Stuhl. Ihre Füße sind etwa schulterbreit geöffnet, stehen Sie gerade aufgerichtet. Mit der linken Hand halten Sie sich an der Rückenlehne des Stuhls fest. Einatmend heben Sie langsam den rechten Arm gestreckt nach oben bis über den Kopf, ausatmend neigen Sie sich mit dem Oberkörper sanft nach links, bis zur Schmerzgrenze. (In einem leichten Bogen befindet sich der Arm über dem Kopf.) Beim nächsten Einatmen richten Sie sich langsam wieder auf und strecken Sie sich lang nach oben. Beim Ausatmen neigen Sie sich wieder nach links. Wiederholen Sie diese Übung noch ein drittes Mal. Beim letzten Einatmen bleiben Sie mit dem Oberkörper aufgerichtet, während Sie Ihren rechten Arm ausatmend langsam wieder absinken lassen. Halten Sie sich nun mit der rechten Hand an der Stuhllehne fest. Einatmend heben Sie dann langsam den linken Arm, ausatmend neigen Sie sich nach rechts. Wiederholen Sie die Übung auch auf dieser Seite zweimal. Dann lassen Sie den linken Arm langsam wieder absinken.

Nach einer kurzen Nachspürpause heben Sie dann einatmend beide Arme seitlich bis senkrecht über den Kopf, ausatmend neigen Sie sich nach rechts, einatmend zur Mitte, ausatmend nach links usw. Neigen Sie sich zu jeder Seite insgesamt dreimal.

Beim letzten Einatmen richten Sie sich auf und lassen beim Ausatmen die Arme langsam seitlich herabsinken. Spüren Sie in Ihre beiden Seiten bewusst hinein.

Wirkung:
Die Übung dehnt die seitliche Muskulatur, beugt Ischiasschmerzen vor, da der Ischiasnerv gedehnt wird, vergrößert das untere Lungenvolumen, d. h., die Bauchatmung wird verbessert.

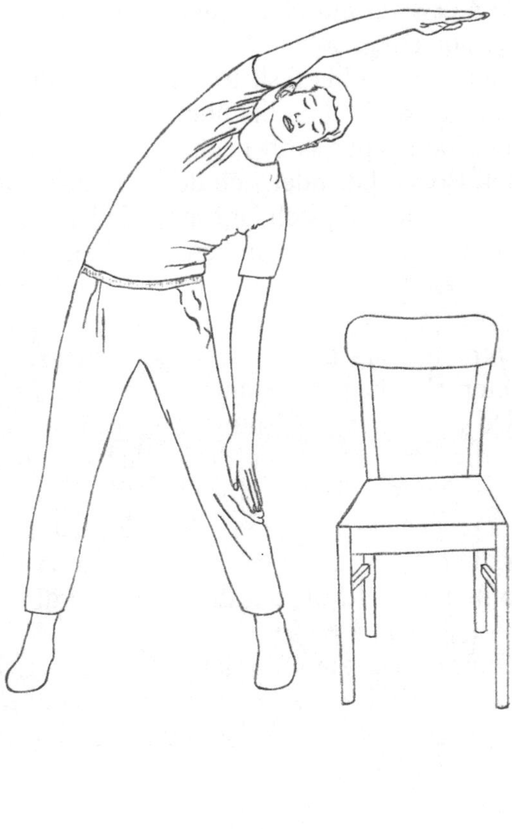

Abb. 8.1

Für die folgenden Übungen lassen wir den Stuhl ganz mutig los.

8.2
Der Kranich

Stellen Sie Ihre Füße in Schulterbreite parallel zueinander. Legen Sie die Hände ineinander. Einatmend heben Sie langsam Ihre Arme seitlich nach oben und stellen sich dabei auf die Zehenspitzen, während sich die Handrücken kurz über dem Kopf berühren. Ausatmend lassen Sie Ihre Arme langsam seitlich absinken, während Sie dabei zurück auf die Fußsohlen gleiten. Wiederholen Sie dies noch drei- bis fünfmal. Ausatmend lassen Sie Ihre Arme langsam seitlich absinken.

Wirkung:
Die Übung wirkt harmonisierend, öffnet den Brustkorb, regt den Kreislauf an und stärkt die Atmung.

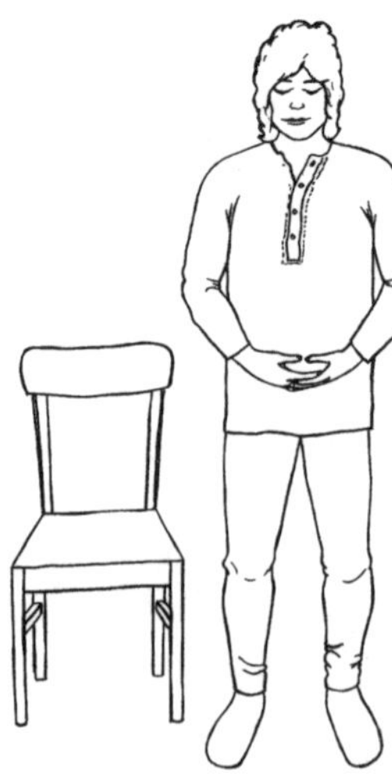

Abb. 8.2 a

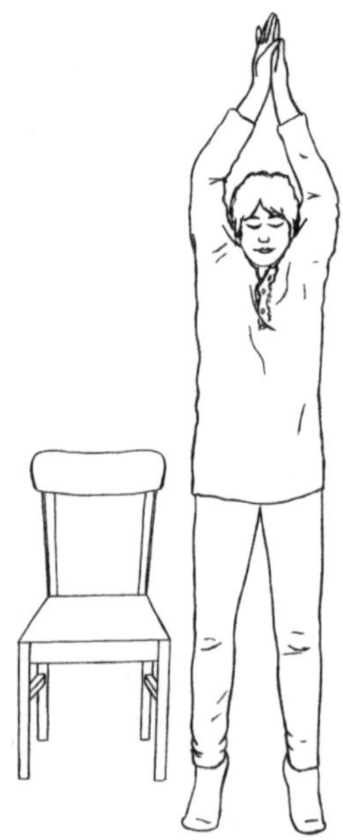

Abb. 8.2 b

8.3
Federnder Gang

Stellen Sie sich aufrecht mit leicht gespreizten Beinen hin. Ziehen Sie nun abwechselnd die rechte und die linke Ferse nach oben, während der Fußballen auf dem Boden bleibt. Die Knie sollten nach vorne ausgerichtet sein, der Rücken gerade. Stellen Sie sich vor, dass Sie locker und leicht durchs Leben gehen, mit einem leichten, federnden Gang, mit einer geraden Haltung, lockeren Schultern und vielleicht auch einem kleinen Lächeln auf dem entspannten Gesicht.

Wirkung:
Die Übung hilft, eine gerade Haltung zu bewahren (wichtig für ältere Menschen), und hält Füße und Zehen elastisch.

8.4
Kniekreisen

Öffnen Sie Ihre Füße ein klein wenig. Achten Sie darauf, dass Sie parallel zueinander stehen. Legen Sie Ihre Hände auf die Knie oder etwas oberhalb der Knie, während Sie nun Ihre Knie leicht beugen. Beschreiben Sie nun mit Ihren Knien Kreise. Führen Sie diese Kreisbewegung langsam und bewusst aus. Nach einigem Kreisen in die eine Richtung kreisen Sie dann langsam in die andere Richtung, circa fünf- bis zehnmal zu jeder Richtung. Danach richten Sie sich langsam auf. Ggf. lockern Sie Ihre Beine.

Spüren Sie bewusst in Ihre Knie hinein.

Wirkung:
Die Übung löst Spannungen in den Kniegelenken und hält sie geschmeidig.

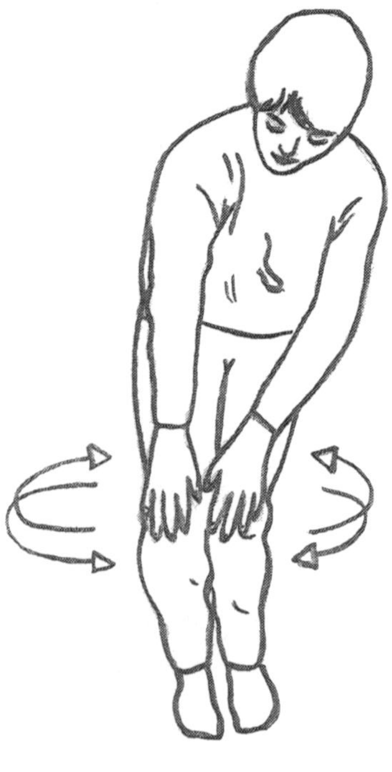

Abb. 8.4

8.5
Hüftkreisen

Stellen Sie Ihre Füße etwas mehr als schulterbreit auseinander. Legen Sie Ihre Hände auf Taillenhöhe in die Seiten und lassen Sie Ihr Becken kreisen, zunächst circa fünfmal in die eine, dann circa fünfmal in die andere Richtung.

Danach lassen Sie Ihre Arme absinken und spüren in Ihr Becken und den unteren Rücken hinein.

Wirkung:
Die Übung löst Spannungen im Beckenbereich.

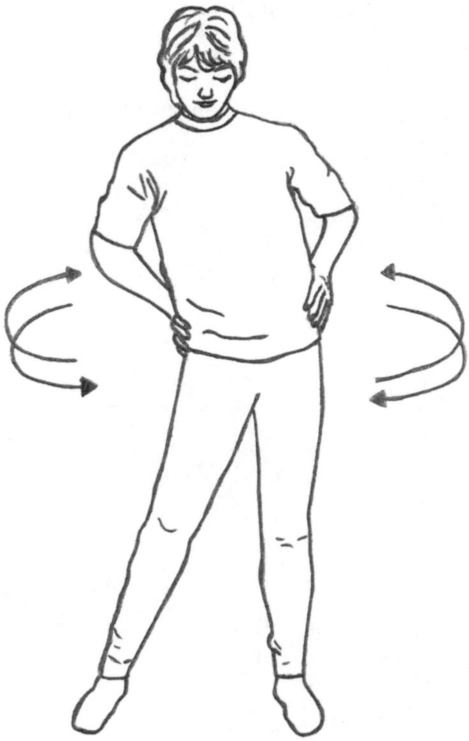

Abb. 8.5

8.6
Mit dem Oberkörper kreisen

Heben Sie Ihre Arme seitlich über den Kopf, bis die Handinnenflächen sich berühren. Beschreiben Sie nun zuerst kleine Kreise mit den Armen und dem Oberkörper zugleich (die Oberarme sollen dicht bei den Ohren bleiben) in eine Richtung. Während der Kreisbewegung sollten die hoch gestreckten Arme und der Oberkörper eine Linie bilden. Lassen Sie Ihre Kreise langsam größer werden, aber nur so groß, dass Sie Ihr Gleichgewicht weiterhin gut halten können. Kreisen Sie dann in die andere Richtung. Lassen Sie die Kreise langsam wieder kleiner werden, bis Sie wieder bei Ihrem Ausgangspunkt angelangt sind.

Dann lassen Sie Ihre Arme seitlich absinken und genießen das Nachspüren.

Auch diese Übung lässt sich bei Bedarf leicht im Sitzen von der Vorderkante des Stuhls aus durchführen.

Wirkung:
Die Übung löst Spannungen im Rücken und Schulter- und Nackengebiet und regt den oberen Lymphfluss an.

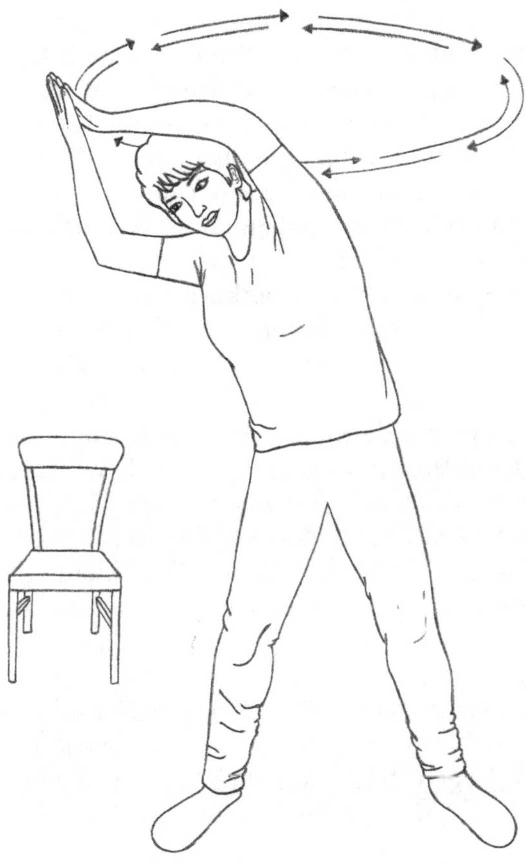

Abb. 8.6

Vorsicht: *Wenn Sie Probleme im unteren Rücken haben, sollten Sie diese Übung nur durchführen, wenn das Kreisen Ihnen keine Schmerzen bereitet.*

8.7
Drehvariation im Stehen (Dola Dolati)

Stellen Sie sich aufrecht mit gespreizten Beinen hin, die Füße stehen dabei so weit wie möglich auseinander. Breiten Sie Ihre Arme auf Schulterhöhe aus. Beim Einatmen drehen Sie Ihren Kopf nach rechts und schauen zur rechten Hand. Beim Ausatmen drehen Sie sich mit dem ganzen Oberkörper nach rechts. Die Füße können sich auch etwas mit nach rechts drehen, die Fußsohlen bleiben dabei fest am Boden. Einatmend drehen Sie Ihren Kopf und Oberkörper zurück zur Mitte und ausatmend drehen Sie Ihren Kopf und Ihren Oberkörper nach links (schauen Sie zur linken Hand). Beim folgenden Einatmen drehen Sie sich zurück zur Mitte, beim Ausatmen drehen Sie sich nach rechts. Achten Sie darauf, dass sich Ihr Becken mitdreht. Führen Sie diese Übung einige Male zu jeder Seite hin aus. Lassen Sie dabei Ihre Arme auf Schulterhöhe und dehnen Sie sie weit nach außen. Sollten Ihre Arme müde werden, dann lassen Sie sie absinken, drehen Sie sich aber noch einige Male im eigenen Atemrhythmus von einer Seite zur anderen. Blinzeln Sie dabei kräftig mit den Augen. Wenn Sie die Übung beenden wollen, bleiben Sie beim Ausatmen in der Mitte und lassen Sie Ihre Arme langsam seitlich absinken. Schließen Sie Ihre Füße auf etwa Schulterbreite und gehen Sie zum zweiten Teil der Übung:

Legen Sie Ihre Handinnenflächen an die Außenseiten der Oberschenkel. Wiegen Sie sich sanft von einem Fuß auf den anderen und blinzeln Sie sanft mit den Augen. Nach einigem Wiegen von einer Seite zur anderen bleiben Sie in der Mitte, schließen Sie Ihre Augen und spüren nach.

Wirkung:
Teil eins löst Spannungen im Schulter- und Nackengebiet und im Rücken und hält die Wirbelsäule elastisch. Teil zwei beruhigt die Nerven und Sinne.

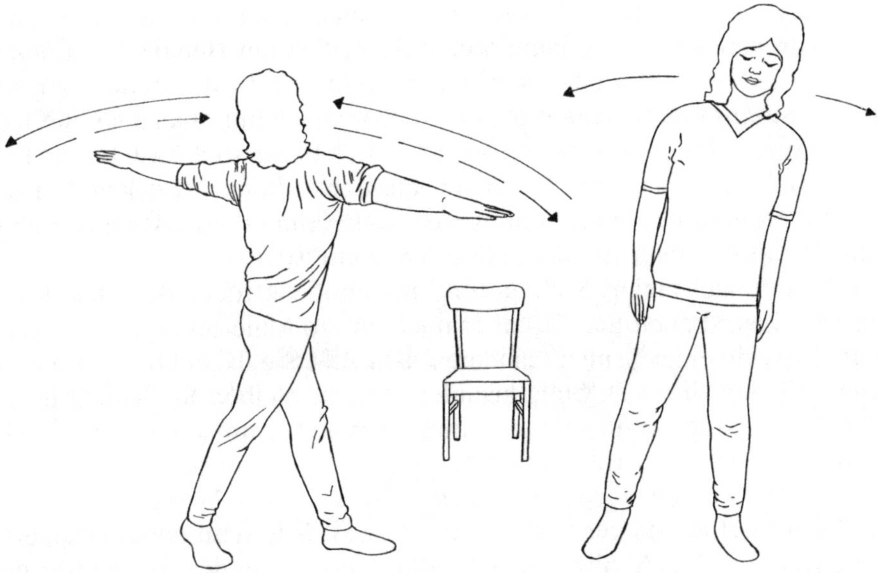

Abb. 8.7

9.

Übungen für beide Gehirnhälften

Das menschliche Gehirn besteht aus mehreren Teilen. Der älteste Teil ist das „Reptiliengehirn“ im Hinterkopf gleich über dem obersten Halswirbel, das unsere Atmung und unser Überleben regelt. Im Laufe der Entwicklungsgeschichte kamen immer neue Gehirnteile hinzu, schließlich auch gleich hinter der Stirn das Vorderhirn mit seiner linken und rechten Gehirnhälfte. Hier sitzt der Teil, der uns zum Menschen macht, der es uns ermöglicht, nachzudenken, uns zu erinnern und zu erfinden. Nicht umsonst spricht man von der hohen „Denkerstirn“.

In der linken Gehirnhälfte sitzen das eher logische, mathematische Denken, das Kurzzeitgedächtnis und neu erlernte Fähigkeiten.

In der rechten Gehirnhälfte sitzen das gestalterische, kreative, künstlerische Denken, das Langzeitgedächtnis und längst erlernte Fähigkeiten.

Wenn ich zum Beispiel Auto fahren lerne, so tue ich das zuerst mit der linken Gehirnhälfte. Habe ich dann aber Übung und muss nicht mehr über jeden Griff nachdenken, so kontrolliere ich das Auto mit der rechten Gehirnhälfte und der Platz in der linken Hälfte wird wieder frei, um Neues zu lernen. Ähnlich geht es mit allem, was der Mensch lernt: Schwimmen, Radfahren, Sprachen…

Diese Beispiele zeigen, warum die Zusammenarbeit der beiden Gehirnhälften so wichtig ist: Der Kurzzeitspeicher würde überlastet sein und nichts mehr aufnehmen, wenn er nicht sein neu erlerntes Wissen an den Langzeitspeicher abgeben könnte. Umgekehrt muss ich auch auf altes Wissen zurückgreifen können, um neue Regeln zu erlernen, sonst werde ich vergesslich. Manche Menschen wissen nicht mehr, wo sie vor einer Minute den Schlüssel hingelegt haben, erinnern sich aber genau an seinen Platz vor 30 Jahren. Die Verbindung von Kurzzeit- und Langzeitgedächtnis ist hier gestört.

Aber nicht nur für das Gedächtnis und das Lernen brauchen wir diese Zusammenarbeit der beiden Hälften, sondern auch für eine harmonische Bewegung. Die linke Gehirnhälfte steuert nämlich die Bewegung der rechten Körperseite, die rechte Gehirnhälfte die der linken Körperseite.

So haben Wissenschaftler herausgefunden, dass sich überkreuzende Übungen besonders gut für das Gehirn sind, weil die beiden Hälften so gezwungen sind zusammenzuarbeiten. Man bewegt den linken Arm zum Beispiel mit dem rechten Bein oder den rechten Fuß und die linke Hand.

Wenn Sie Ihr Gehirn trainieren möchten, schauen Sie sich die nächsten Übungen genau an und probieren Sie sie aus. Anfangs scheinen die Bewegungen vielleicht sehr kompliziert, weil der Körper lange keine kreuzenden Übungen gemacht hat. Aber seien Sie beruhigt. Er gewöhnt sich daran. Übung macht auch hier den Meister.

9.1
Klang-Übung

Setzen Sie sich auf den vorderen Rand des Stuhls. Strecken Sie Ihre Arme gerade nach vorne, wobei die Handinnenflächen nach oben gedreht sind. Atmen Sie tief ein, ausatmend singen Sie „Klang“, wobei die Betonung bei dem „ng“ liegt, und gleichzeitig öffnen Sie langsam Ihre Arme zur Seite.

Lassen Sie Ihre Hände kurz in den Schoß absinken. Wiederholen Sie noch ein- bis zweimal.

Wirkung:
Die Übung bringt die Nasennebenhöhlen zum Schwingen und wirkt sich positiv auf die Stimmung aus.

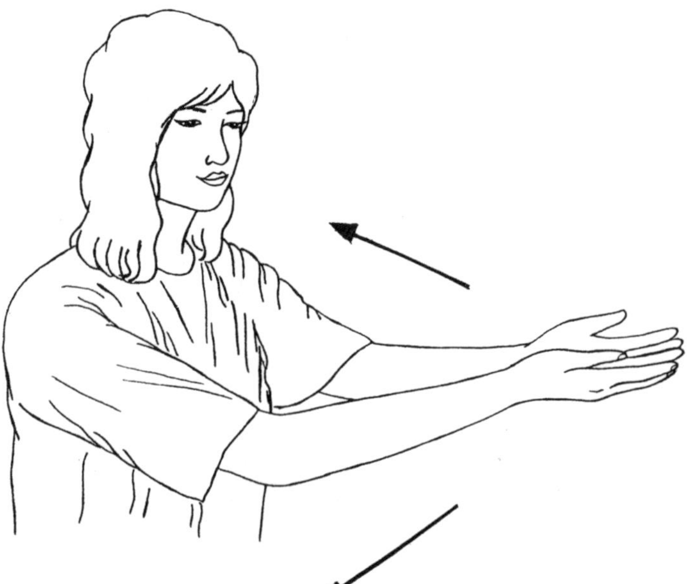

Abb. 9.1a

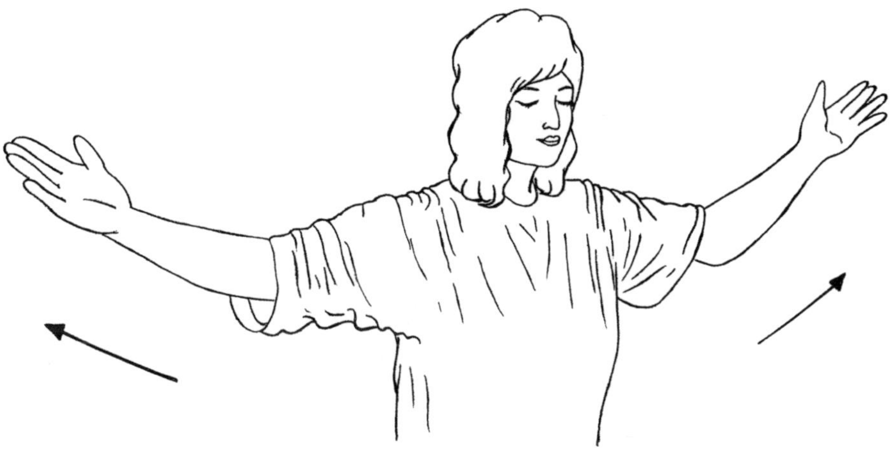

Abb. 9.1 b

9.2
Gong-Übung

Strecken Sie Ihre Arme gerade nach vorne. Die Handinnenflächen sind dabei nach oben gedreht. Atmen Sie tief ein. Ausatmend singen Sie „Gong“ und beschreiben Sie einen großen Kreis mit den Armen von oben nach unten. Wiederholen Sie die Übung ein- bis zweimal.

Wirkung:
Die Übung bringt die Nasennebenhöhlen zum Schwingen und wirkt sich positiv auf die Stimmung aus.

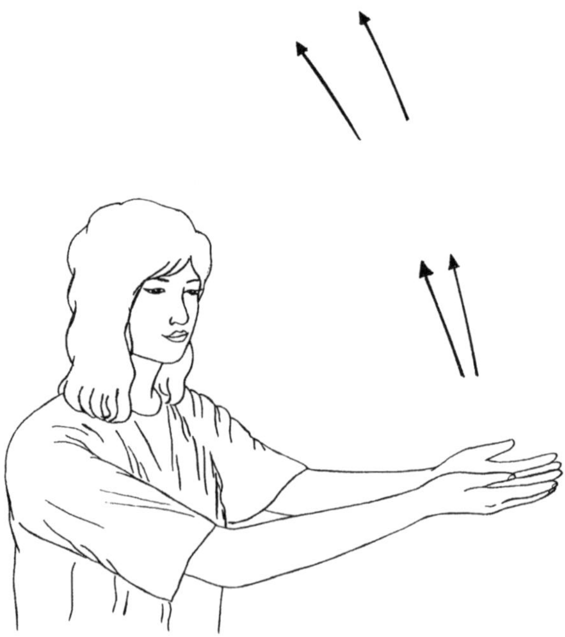

Abb. 9.2 a

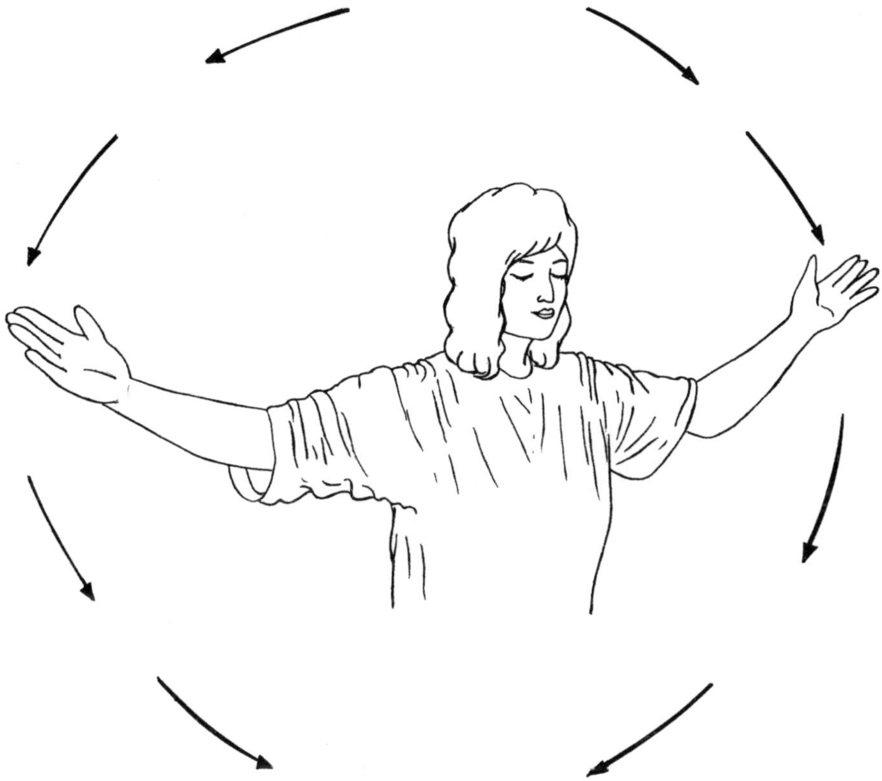

Abb. 9.2 b

9.3
Arm- und Bein-Überkreuz-Hebung

Für diese Übung können Sie sich mit dem Rücken anlehnen oder aufgerichtet vorne auf dem Stuhl sitzen.

Strecken Sie einatmend das linke Bein und den rechten Arm nach vorn. Ausatmend lassen Sie Arm und Bein langsam wieder absinken. Verfahren Sie ebenso mit dem rechten Bein und dem linken Arm.

Führen Sie die Übung auf jeder Seite etwa zehnmal aus.

Wirkung:
Die Übung koordiniert die Gehirnhälften miteinander. Kräftigt die Arm- und Beinmuskeln.

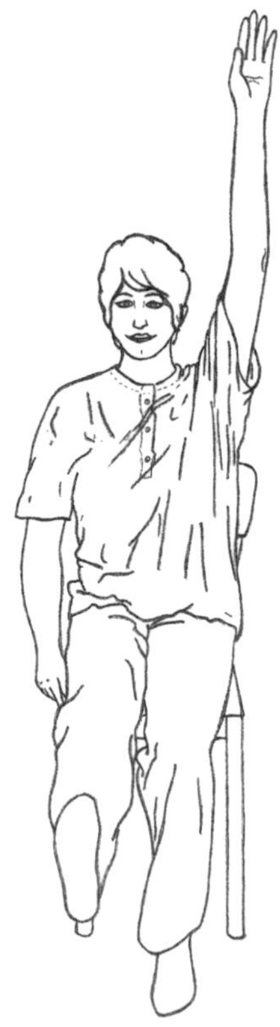

Abb. 9.3

9.4
Hand-Knie-Überkreuz-Übung

1. Variation

Für diese Übung setzen Sie sich wieder auf den vorderen Rand des Stuhls. Heben Sie das linke Knie etwas an und tippen Sie mit der rechten Hand kurz auf das linke Knie. Dann heben Sie das rechte Knie etwas an und tippen mit der linken Hand auf das rechte Knie.

Wiederholen Sie dies circa zwanzig bis vierzig Mal.

Diese Übung können Sie auch schneller ausführen.

Wirkung:
Die Übung koordiniert die beiden Gehirnhälften miteinander und steigert die Konzentrationsfähigkeit

2. Variation

Legen Sie Ihre linke Hand auf das linke Knie und die rechte Hand auf das rechte Knie. Die Knie sind etwa schulterbreit geöffnet. Bringen Sie dann die Knie in der Mitte zusammen, wobei die Hände nun wechseln. Die linke Hand legen Sie kurz auf das rechte Knie und die rechte Hand kurz auf das linke Knie. Wenn Sie Ihre Knie wieder öffnen, nehmen Sie die rechte Hand wieder zurück auf das rechte Knie und die linke Hand wieder auf das linke Knie.

Wiederholen Sie dies circa zehn- bis zwanzigmal, wobei einmal die rechte Hand die linke Hand überlappt und die linke Hand die rechte. Wenn dies gut klappt, beschleunigen Sie die Übung zwischendurch.

Wirkung:
Siehe oben.

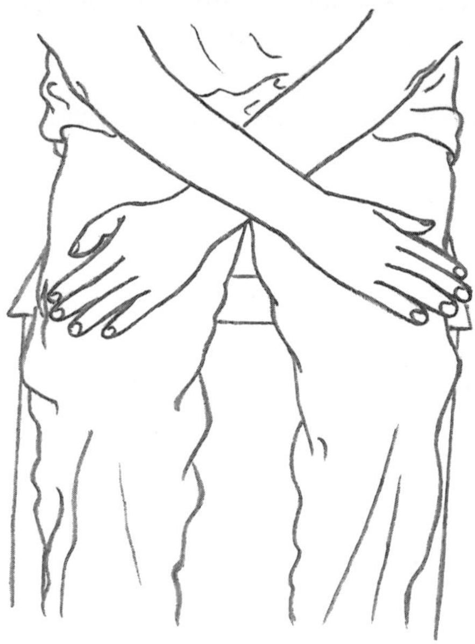

Abb. 9.4 a und b

9.5
Gleichgewichtshaltung

Öffnen Sie Ihre Füße etwa schulterbreit. Verlagern Sie Ihr Körpergewicht auf Ihren rechten Fuß. Heben Sie langsam den rechten Arm an und fixieren Sie einen Punkt mit den Augen am Boden. Lösen Sie langsam den linken Fuß vom Boden. Wenn dies zu schwierig ist, kann die linke große Zehe weiterhin den Boden berühren. Die linke Handinnenfläche berührt den linken äußeren Oberschenkel. Versuchen Sie in dieser Balance-Haltung zu bleiben und lassen Sie Ihren Atem ruhig fließen (circa drei bis fünf Atemrunden). Ausatmend lassen Sie Ihren linken Fuß und den rechten Arm langsam absinken. Schließen Sie die Augen und spüren Sie nach, bevor Sie die Übung zur anderen Seite hin durchführen.

Wirkung:
Die Übung stärkt den Gleichgewichtssinn.

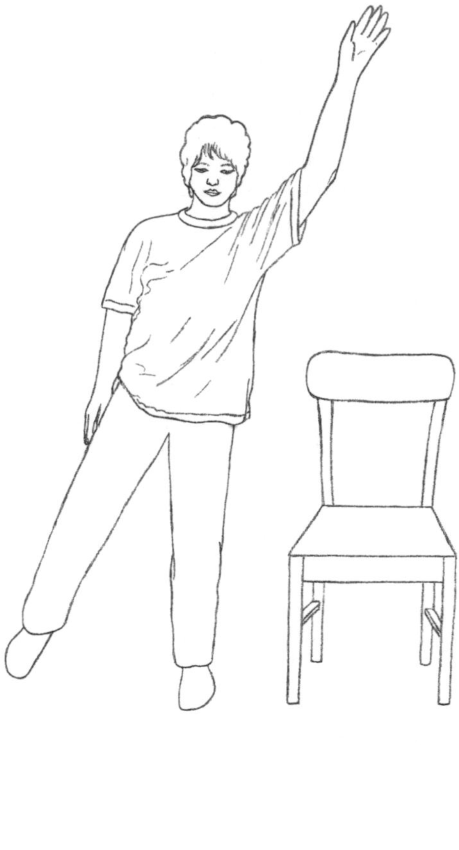

Abb. 9.5

9.6
Liegende Acht schwingen

Diese Übung können Sie im Sitzen oder im Stehen ausführen.

Nehmen Sie Ihre Arme über den Kopf und schwingen Sie eine liegende Acht.

Zuerst einige Male nach rechts, dann nach links.

Wirkung:
Die Übung koordiniert die beiden Gehirnhälften miteinander und löst Spannungen im Schulter- und Nackenbereich.

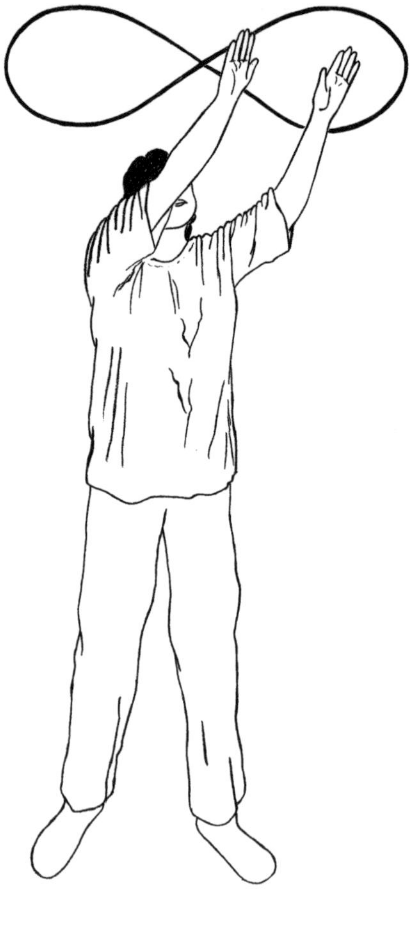

Abb. 9.6

10.

Beckenbodenübung

Die meisten Frauen denken bei Beckenbodentraining nur an Schwangerschaftsgymnastik, doch der Beckenboden hat noch eine ganz andere Dimension. Er hält mit seiner Spannkraft nicht nur die Unterleibsorgane mit in ihrer Position und beugt so Blasen- und Gebärmuttersenkungen vor, sondern ist auch ganz stark an der Haltung der Wirbelsäule beteiligt. Aus dem Yoga wissen wir, dass das Anspannen des Beckenbodens positive Lebenskräfte freisetzt, die Sonne in der Seele strahlen lässt.

Was genau ist nun aber der Beckenboden?

Der Beckenboden besteht aus mehrere Schichten von Muskeln, die das aus Knochen bestehende Becken nach unten hin schließen. Auf ihm lastet das Gewicht der Eingeweide des Bauchraumes. Diesem Druck muss er standhalten. Deshalb ist er aus drei Muskelschichten gebaut, die das Becken wie ein Gitter schließen und nur drei Durchlässe haben: den Darmausgang (Anus), den Harnröhrenausgang und den Scheidenausgang.

Die äußere Beckenbodenschicht hat die Form einer liegenden Acht, in deren vorderem Teil die Harnröhrenöffnung, Klitoris und Scheide liegen, im hinteren Teil der After.

Ist der Beckenboden schwach, kann es zu Organsenkungen und Harninkontinenz kommen, besonders beim Husten und Niesen. Um dem vorzubeugen, trainiert man den Beckenboden.

Sitzen Sie gerade auf dem Stuhl und spüren sie in Ihr Becken hinein. Zunächst nehmen Sie die beiden Sitzhöcker wahr, mit denen das Gesäß den Stuhl berührt. Schwingen Sie etwas nach links und rechts, um sie deutlich zu spüren.

Schwingen Sie dann vor und zurück und spüren Sie auch hier, wo und wie der Boden des Beckens den Stuhl berührt.

Stellen Sie sich eine Acht am Boden des Beckens vor.

Jetzt nehmen Sie diese Acht in der Mitte und ziehen Sie sanft hoch, wie ein Taschentuch, das Sie vom Boden aufheben.

Noch einmal. Atmen Sie ein und ziehen den Beckenboden sanft hoch, ausatmend lassen Sie langsam (!) locker. Sie können sich auch einen Fahrstuhl vorstellen, der langsam nach oben fährt und genauso langsam nach unten zurückkommt. Ein wunderbares Gefühl. Wenn Sie dies beherrschen, versuchen Sie eine schwierigere Methode, indem Sie beim Ausatmen die Spannung halten, damit diese Muskelgruppe noch mehr konditioniert werden kann. Halten Sie die Spannung für ein bis zwei Atemzüge, ausatmend lassen Sie wieder los.

Haben Sie noch Schwierigkeiten, die richtigen Muskeln zu finden?

Dann probieren Sie es einmal auf der Toilette. Versuchen Sie ganz bewusst, mit Muskelkraft den Harnstrahl zu bremsen und wieder loszulassen. Gelingt es Ihnen, die Harnröhre ganz zu verschließen?

Diese Beckenbodenübung des Anspannens und Loslassens kann man ruhig öfter in den Tag einbauen, nicht nur in einer Yogastunde. Üben Sie beim Lesen, beim Fernsehen, in der Schlange an der Kasse beim Supermarkt. Nutzen Sie alle Wartezeiten, um Ihren Beckenboden zu stärken. Ihr Rücken, ihre Blase und die Psyche werden es Ihnen danken.

Fortgeschrittene können sich auch steigern: Spannen Sie den Beckenboden an und halten Sie die Spannung für drei bis vier Atemrunden, lassen Sie dann ausatmend los.

Noch ein paar Tipps:

Beckenbodenprobleme betreffen besonders Frauen, weil ihre Muskeln und Bänder weicher sind als bei Männern. Schwangerschaften belasten den Beckenboden, weil das Kind auf ihm ruht.

Meiden Sie unnötige Belastungen. Tragen Sie keine schweren Gegenstände.

Wenn Sie etwas tragen, halten Sie es möglichst dicht am Körper.

Gehen Sie beim Bücken leicht in die Knie.

Stehen Sie nie mit geschlossenen Beinen. Die Füße sollten immer hüftbreit auseinander stehen.

Gehen Sie aufrecht, ohne Hohlkreuz.

Stärken Sie Ihre Atmung (Lungenzugwirkung auf den Unterbauch)

Sitzen Sie aufrecht.

Und hier noch einmal die Übung zusammengefasst:

10.1
Beckenbodenmuskeln anspannen

Drücken Sie einatmend Ihre Pobacken fest zusammen und ziehen Sie Ihren Anus hoch. Ausatmend lassen Sie los. Führen Sie dies mindestens zehnmal aus. Beim letzten Mal und mit etwas Übung können Sie versuchen, den Atem fließen zu lassen und die Beckenbodenmuskeln für drei bis vier Atemrunden angespannt zu lassen.

Wirkung: Diese Übung eignet sich besonders für Frauen, sie beugt Blasen- und Gebärmuttersenkung vor. Wirkt positiv auf die Stimmung.

11.

Augenübungen

Die Sehkraft nimmt ab, je schlechter unsere Augen durchblutet werden. Wichtig ist also eine gute obere Atmung (siehe Kapitel über Atemübungen) und ein Trainieren der Blutgefäße im Kopfbereich durch Übungen.

Die Augen spielten schon immer eine große Rolle für den Menschen. Früher war es wichtig, Gefahren möglichst früh wahrzunehmen, um flüchten oder kämpfen zu können, heute sind die Dinge, die wir sehen wollen, kleiner. Wir wollen Buchstaben erkennen, egal, ob in dem Buch vor unserer Nase oder auf dem Straßenschild hundert Meter entfernt. Das ist eine große Herausforderung. Am anstrengendsten ist es für die Augen, wenn wir stundenlang in die gleiche Entfernung blicken müssen, wie es bei langen Autofahrten, stundenlangem Fernsehen oder Computerarbeit der Fall ist. Hier ermüden die Augen.

Die Augenmuskeln wollen wie alle anderen Muskeln im Körper auch trainiert werden. Sonst erschlaffen sie. Nur wo ein Muskel sich bewegt, werden frisches Blut und frischer Sauerstoff angefordert. Bei Stillstand „vermodert“ alles. Werden wir uns bewusst, dass auch das Auge trainingsbedürftige Muskeln hat.

Schließen Sie die Augen und spüren Sie in sie hinein. Sind sie ganz ruhig und entspannt oder zittern die Wimpern ein wenig?

Nehmen Sie einige tiefe Atemzüge. Wenden Sie dann den „inneren Blick“ auf die Mitte der Stirn. Spüren Sie, wie die Augen sich in dieser Stellung entspannen. Alle Augenfältchen glätten sich.

Öffnen Sie die Augen und blicken ganz nach rechts, dann ganz nach links (6 x).

Blicken Sie, ohne den Kopf zu bewegen, ganz nach unten, dann ganz nach oben (6 x).

Schauen Sie jetzt auf einen Gegenstand, der ganz nah ist, dann auf einen, der ganz weit weg ist, am besten aus dem Fenster (6x).

Kreisen Sie jetzt mit den Augen, dreimal rechts herum, dreimal links herum. Schließen Sie die Augen wieder, spüren Sie hinein. Wie fühlen sich die Augen jetzt an?

Wohltaten der folgenden Yogaübungen für die Augen:

Der Sehnerv wird gekräftigt, die Sehmuskeln trainiert, die Augen entspannen sich, der Lymphfluss im Kopfbereich wird angeregt. Die Konzentrationsfähigkeit steigert sich, die Augen werden besser beweglich und durchblutet.

11.1
Energie in den Augen anregen

Für die folgenden Übungen können Sie es sich wieder auf dem Stuhl bequem machen und sich an die Rücklehne anlehnen. Die beiden folgenden Übungen können Sie nacheinander ausführen.

Laden Sie Ihre Hände energetisch auf, indem Sie die Handinnenflächen kräftig gegeneinander reiben, bis sie heiß werden. Legen Sie nun Ihre Hände auf Ihre geschlossenen Augen, wobei die Hände leicht gewölbt sein sollten. Spüren Sie die Wärme und die Energie, die von Ihren Händen ausgehen? Halten Sie Ihre Augen weiterhin geschlossen und wiederholen Sie das Reiben und Auflegen der Hände zweimal. Lassen Sie dann Ihre Hände in den Schoß sinken, Ihre Augen bleiben geschlossen.

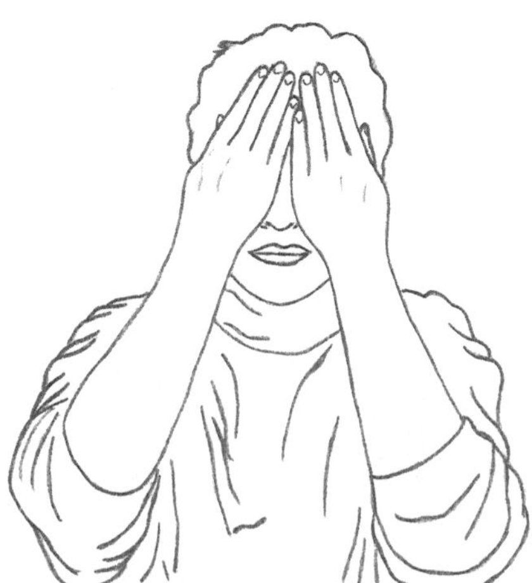

Abb. 11.1

11.2
Kopf- und Gesichtsmassage

Legen Sie Ihre Hände auf den Kopf und massieren Sie mit den Fingerspitzen Ihre Kopfhaut, als ob Sie Ihre Haare waschen würden. Klopfen Sie anschließend ganze sachte mit den Fingerspitzen die Kopfhaut. Dann legen Sie Ihre beiden Zeige- und Mittelfinger an die Nasenwurzel und streichen mit leichtem Druck über Ihre Augenbrauen zu den Schläfen. Streichen Sie immer höher Richtung Haaransatz, sodass Sie Ihre ganze Stirn ausstreichen. Kreisen Sie dann einige Male an den Schläfen. Anschließend reiben Sie sanft mit Zeige- und Mittelfingern vor und hinter den Ohren. Tun Sie dies nicht zu schnell. Dann massieren Sie noch die Außenkanten der Ohren und leicht die Ohrmuscheln. Ziehen Sie dreimal sanft an den Ohrläppchen. Massieren Sie dann noch mit allen Fingern Ihren Hals- und Nackenbereich. Streichen Sie vom Haaransatz nach unten und zu den Seiten.

Dann lassen Sie Ihre Hände bequem in Ihren Schoß absinken. Nach zehn bis zwanzig Sekunden des Nachspürens können Sie Ihre Augen langsam wieder öffnen.

Wirkung:
Die Übung kräftigt den Sehnerv, entspannt die Augen und die Gesichts- und Nackenmuskulatur. Sie unterstützt die Lymphknoten im Hals- und Nackenbereich in ihrer Funktion. Da diese Übung sehr beruhigend wirkt, bietet es sich an, sie vor der Entspannung durchzuführen.

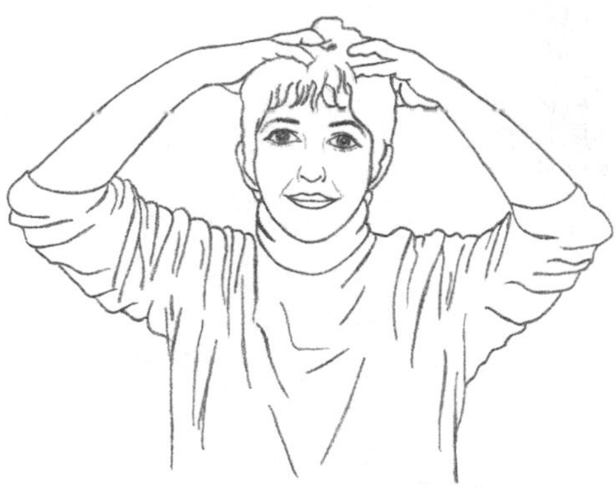

Abb. 11.2

11.3
Kreisen um den Punkt

Heben Sie den rechten Arm nach vorne ausgestreckt auf Augenhöhe und nehmen Sie den rechten Zeigefinger nach vorne. Deuten Sie im Geiste auf einen Punkt. Nun kreisen Sie langsam mit dem Zeigefinger um den gedachten Punkt herum. Der Blick folgt dem Zeigefinger. Lassen Sie Ihre Kreise langsam größer werden. Dann kreisen Sie in die andere Richtung. Lassen Sie Ihre Kreise wieder kleiner werden, bis Sie wieder beim gedachten Ausgangspunkt angelangt sind.

Nach einem kurzen Schließen der Augen wiederholen Sie die Übung mit dem linken Zeigefinger.

Wirkung:
Die Übung steigert die Konzentrationsfähigkeit, ist gut für die Augen.

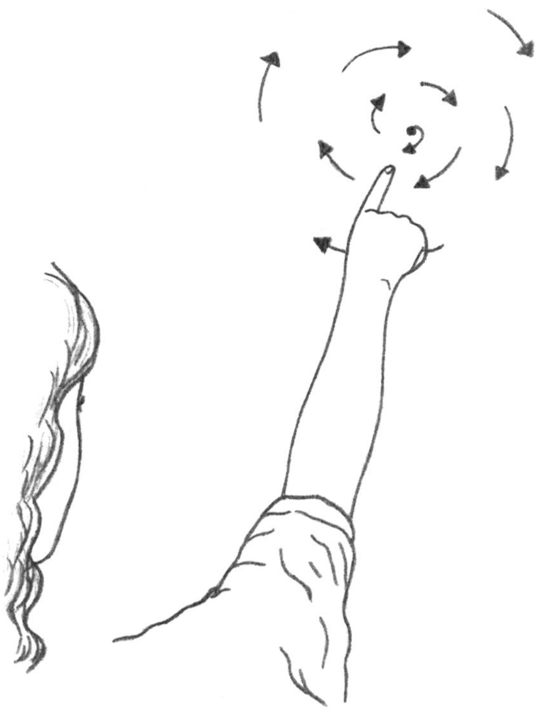

Abb. 11.3

11.4
Pendel beobachten

Schließen Sie Ihre Augen und stellen Sie sich im Geiste eine große weiße Wand vor. Auf dieser weißen Wand sehen Sie ein großes Pendel, welches ständig von rechts nach links und zurück schwingt. Verfolgen Sie diese Pendelbewegung mit Ihren Augen einige Male, langsam von einer Seite zur anderen. Der Kopf kann ganz leicht mitschwingen. Dann lassen Sie die Pendelbewegung ausklingen. Lassen Sie Ihre Augen geschlossen und spüren Sie nach.

Wirkung:
Die Übung entspannt die Augenmuskulatur.

11.5
Augentraining

Reiben Sie Ihre Handinnenflächen aneinander, bis Sie angenehm warm sind. Legen Sie Ihre Hände nun auf Ihre jetzt geschlossenen Augen, sodass die Handinnenflächen leichte Höhlen bilden. Lassen Sie Ihre Hände auf den Augen. Mit geschlossenen Augenlidern schauen Sie dreimal diagonal langsam nach rechts oben und links unten. Ihre Augen bleiben geschlossen. Reiben Sie wieder Ihre Hände gegeneinander und schauen Sie dann dreimal diagonal nach links oben und rechts unten. Reiben Sie Ihre Hände noch ein letztes Mal und kreisen dreimal mit den Augen (hinter verschlossenen Augenlidern) langsam nach rechts und dreimal langsam nach links.

Lassen Sie Ihre Hände in den Schoß sinken und genießen Sie das Nachspüren.

Wirkung:
Die Übung kräftigt die Augenmuskulatur, hält die Augen beweglich und stärkt den Sehnerv.

12.

Entspannung

Die meisten Menschen heute sind von Stress geplagt. Der Körper ist verspannt und der Geist unruhig. In dieser Stressebene kann der Körper weder richtig die Nahrung verdauen noch sich erholen. Das Abwehrsystem wird geschwächt und der Mensch wird dauerhaft müde, schwach und antriebslos. Dem Körper und dem Geist fehlt die Zeit, sich innerlich zu ordnen, das Gute vom Schlechten zu trennen und wieder „aufgeräumt" zu sein.

Um diesen Prozess zu stoppen, den „inneren Arzt" wieder zu aktivieren, ist es wichtig, sich täglich eine Entspannung zu gönnen. Günstig hierfür ist die Mittagszeit, da der Körper hier sowieso ein Leistungstief hat und für Ruhe sehr dankbar ist.

Die folgenden Entspannungstechniken können also entweder für sich allein mittags oder abends vor dem Schlafengehen ausgeübt werden oder im Anschluss an ein Yogaübungsprogramm Ihrer Wahl (siehe Kapitel Übungsprogramme). Die Ruhezeit nach dem Yoga ist besonders wichtig, da hier die Übungen ihre Wirkung entfalten. Die Energie wird durch die Yogaübungen wieder in die richtigen Bahnen gelenkt und sollte die Gelegenheit haben, „ein paar Runden zu drehen", bevor Sie sich wieder dem Alltag mit all seinen Ansprüchen aussetzen.

In der Entspannung „geht der Körper auf Alpha", sagen Schlafforscher. Dies bedeutet, dass wir uns im Alltag auf sehr schnellen Wellen bewegen, in der Entspannung aber in den Frequenzbereich der Ruhe kommen. Es ist wie ein Radio, das man von Rockmusik auf ein entspannendes Flötenkonzert umstellt. Diese Alpha-Schwingung sorgt nicht nur für Entspannung, sondern setzt auch die Ruhe benötigenden Verdauungsprozesse wieder in Gang, das Herz bekommt mehr Sauerstoff und erholt sich und das Abwehrsystem wird gestärkt. Oft kommt man aus einer Entspannung erholter zurück als von einem Mittagsschlaf.

Genauso wichtig wie das sanfte Hinabgleiten in die Entspannungsebene ist das ruhige Zurückkommen. Nach einer kurzen Entspannung atmen Sie einige Male tief ein und wieder aus. Dann recken und strecken Sie sich wie beim Aufstehen: Arme ganz lang strecken und dann baumeln lassen, Beine lang strecken und entspannen. Jeden Finger einzeln bewegen, die Augen ein paar Mal auf und zu klappen und wieder freundlich, wach und unternehmungslustig in die Welt blinzeln wie ein Eichhörnchen.

Bewusstes Entspannen

Setzen Sie sich bequem auf Ihren Stuhl, lehnen Sie sich an, achten Sie aber darauf, dass Ihr Rücken gerade ist. Ihre Hände liegen locker in Ihrem Schoß. Konzentrieren Sie sich auf die Wellen des Atems an der Bauchdecke. Spüren Sie bewusst, wie beim Einatmen Ihr Bauch sich langsam hebt und beim Ausatmen sich langsam wieder senkt. Lassen Sie sich von Ihrem Atem tragen, so wie das große Meer die vielen kleinen Wellen trägt. Mit jedem Ausatmen lassen Sie Ihre Gedanken ruhiger werden, lassen die Außenwelt los und versinken immer mehr in Ihre eigene Welt. Gehen Sie systematisch durch Ihren Körper von unten nach oben und entspannen dabei bewusst die verschiedenen Körperregionen.

Danach atmen wir tief ein und tief aus. Wir dehnen und strecken uns wie nach dem Aufwachen und ausatmend lassen wir wieder alles los, neigen uns nach vorne, lassen die Arme baumeln. Wir dehnen und strecken uns noch ein- bis zweimal und lassen los.

Einatmend richten wir uns langsam mit dem Oberkörper auf.

Entspannen Sie Ihre Füße.	Meine Füße sind ganz entspannt.
Entspannen Sie Ihre Fußgelenke.	Meine Fußgelenke sind ganz entspannt.
Entspannen Sie Ihre Waden und Knie.	Meine Waden und Knie sind ganz entspannt.
Entspannen Sie Ihre Oberschenkel.	Meine Oberschenkel sind ganz entspannt
Entspannen Sie Ihr Gesäß.	Mein Gesäß ist ganz entspannt.
Entspannen Sie Ihren Beckenbereich.	Mein Beckenbereich ist ganz entspannt.
Entspannen Sie Ihren Bauch.	Mein Bauch ist ganz entspannt.
Der Bauch ist ganz warm und weich.	Mein Bauch ist ganz warm und weich.
Die Brust ist ganz weit und frei.	Meine Brust ist ganz weit und frei.
Entspannen Sie Ihren unteren Rücken und das Steißbeingebiet.	Mein unterer Rücken ist ganz entspannt.
In Gedanken gehen Sie die Wirbelsäule hoch wie auf einer Treppe und entspannen jeden einzelnen Wirbel.	In Gedanken gehe ich die Wirbelsäule hoch und entspanne jeden einzelnen Wirbel. Mein ganzer Rücken ist entspannt.
Ihre beiden Schultern entspannen sich, Ihre Oberarme, Ellbogen und Unterarme, Ihre Hände.	Meine Schultern sind entspannt. Meine Oberarme, Ellbogen und Unterarme, beide Hände bis in die Fingerspitzen sind entspannt.
Entspannen Sie jeden einzelnen Finger bis in die Fingerspitzen.	
Entspannen Sie Ihr Hals- und Nackengebiet, Ihren Hinterkopf, Ihre Ohren, Ihre Stirn, die ganz glatt ist, die Augen, die sanft geschlossen sind.	Mein Hals- und Nackengebiet ist ganz entspannt. Mein Hinterkopf, meine Ohren, meine Stirn, die ganz glatt ist, meine Augen, die sanft geschlossen sind.
Entspannen Sie auch die vielen kleinen Muskeln um die Augen herum.	
Entspannen Sie Nase, Wangen und Mund.	Meine Nase ist entspannt, meine Wangen, mein Mund. Meine Lippen sind ganz warm und ganz weich. Meine Zunge liegt lose im Mundraum. Mein Gesicht ist ganz fried- und freudvoll.
Lassen Sie alles Denken, alles Wollen, alles Müssen los und versinken Sie in der Mitte der Stirn. Denken Sie an gar nichts mehr; einfach nur sein.	Ich lasse alles Denken los, alles Wollen, alles Müssen und versinke in der Mitte der Stirn. Ich denke an gar nichts mehr.

Zur Anleitung einer Yoga-Gruppe

Dieser Text sollte langsam gesprochen werden. Legen Sie eine kleine Pause nach jedem Absatz ein.

Wir denken an unsere Füße, dass sie uns immer liebevoll tragen mögen, unsere Füße sind ganz entspannt.

Wir denken an unsere Fußgelenke, dass sie immer geschmeidig bleiben mögen. Die Fußgelenke sind ganz entspannt.

Die Waden sind ganz entspannt, die Knie, die Oberschenkel.

Unser Gesäß ist ganz entspannt. Wir spüren, wie unser Gesäß unseren Stuhl berührt, und wir spüren, wie der Stuhl uns trägt, wie die Erde unseren Stuhl trägt. Und so können wir mit jedem Ausatmen immer mehr loslassen. Wir werden getragen. Dann entspannen wir unseren ganzen Beckenbereich und unseren Bauch. Der Bauch ist ganz warm und weich, ganz locker. Wir spüren das natürliche Heben und Senken des Bauches mit dem Ein – und Ausatmen.

Dann entspannen wir unsere Brust. Die Brust ist ganz weit und ganz frei. Der Atem fließt ganz leicht in uns hinein, ganz leicht aus uns heraus.

Wir denken auch an die inneren Organe in unserem Brust- und Bauchraum und wie sie darin arbeiten. All unsere Organe entspannen sich.

Dann entspannen wir unseren ganzen unteren Rücken, unser Steißbeingebiet. In Gedanken gehen wir wie auf einer Treppe nach oben und entspannen dabei jeden einzelnen Wirbel. Wir entspannen auch alle Muskeln am Rücken, entspannen unsere Schultern. Wir lassen alles von den Schultern gleiten, was noch auf ihnen lastet. Wir lösen uns von allem, was unser Leben schwer macht, geben es einfach ab. Wir machen uns bewusst, dass wir jetzt nur die Verantwortung für uns selbst tragen und für keinen anderen Menschen sonst. Dann entspannen wir die Oberarme, Ellbogen, die Unterarme und Hände, entspannen auch jeden einzelnen Finger, bis in die Fingerspitzen.

Dann entspannen wir unser Hals- und Nackengebiet, den Hinterkopf, die Ohren, die Stirn, die ganz glatt ist. Alle Sorgenfältchen glätten sich.

Unsere Augen sind ganz entspannt, die Augenlider, die Augäpfel und auch die vielen kleinen Muskeln um die Augen herum.

Die Nase ist entspannt, die Wangen, die ganz locker sind, und unser Mund. Die Zunge liegt ganz locker im Mundraum, die Lippen sind ganz warm und weich.

Wir lassen alles Denken los, alles Wollen, alles Müssen. Wir haben nur noch das Gefühl, eine leichte, schwebende Feder zu sein, die getragen wird im warmen Sommerwind.

Wir fließen mit dem Leben, fließen mit dem Licht, lassen uns führen, lassen geschehen, denken an gar nichts mehr. Einfach nur sein...! (kleine Pause – ca. eine halbe bis zwei Minuten)

Wir atmen tief ein und tief aus. Wir dehnen und strecken uns wie nach dem Aufwachen und ausatmend lassen wir wieder alles los, neigen uns nach vorne, lassen die Arme baumeln. Wir dehnen und strecken uns noch ein- bis zweimal und lassen los. Einatmend richten wir uns langsam mit dem Oberkörper auf.

13.

Übungsanleitungen

Wie gestalte ich eine Yoga-Stunde auf dem Stuhl?

Bevor Sie mit den Übungen beginnen, sollten Sie sich zuerst kräftig dehnen und strecken, wie nach demAufwachen. Dies bewirkt, dass Sie munter werden, die Wirbelsäule und inneren Organe werden gestreckt und die Energie im Körper wird angeregt, besser zu fließen.

Wenn Sie daran anschließend die Atemübungen ausführen, können Ihre Gedanken ruhiger werden und Ihr Körper profitiert davon, gleich zu Anfang der Yoga-Stunde mit frischem Sauerstoff versorgt zu werden.

Die Reihenfolge der Übungen, die Sie nun ausführen können, sollte immer von unten nach oben erfolgen. Dies wirkt sich positiv auf den Kreislauf und die Herztätigkeit aus.

Zuerst stelle ich Ihnen Übungsanleitungen von 15 Minuten vor. Diese Programme sind ideal für den Anfänger. Dies mag z. B. Bürotätige unter Ihnen ansprechen oder auch für den kleinen Anfang zu Hause geeignet sein.

Später stelle ich Ihnen Übungsanleitungen von ca. 30 und 45 bis 60 Minuten vor, davon abhängig, wie intensiv Sie Yoga üben möchten. Sie können sich natürlich auch selbst ein Programm aus Ihren Lieblingsübungen zusammenstellen.

Sollten Sie feststellen, dass Ihnen die Übungen Spaß machen, es aber an Selbstdisziplin fehlt, sie alleine zu Hause auszuführen, dann suchen Sie sich eine/n Yogalehrer/in, der/die Ihnen Yoga mit Freude vermitteln kann. Yoga sollte nie zu ernst oder gar zwanghaft ausgeführt werden. Wichtig ist, dass Sie sich in einer Gruppe mit der Lehrkraft wohlfühlen und auch Spaß beim Üben haben.

Führen Sie jedes Programm, das ich Ihnen vorstelle, mindestens eine Woche lang täglich durch, damit sich Körper und Geist an die Übungsabfolge gewöhnen. Es ist besser, ein bekanntes Programm immer wieder zu üben und die Übungen vollkommen zu genießen, statt sich ständig umzuorientieren und zu blättern. Umstellung bedeutet für Körper und Geist immer erst einmal Stress. Kennen Sie das Programm, können Sie in dieser Vertrautheit schneller loslassen. Ähnlich ist es bei Pferden, die ihr Dressurprogramm Hunderte von Malen geübt haben. Sie können es fast schon ohne die Lenkung vom Reiter und genauso sollten unsere Yogaübungen sein: wie von alleine fließend, mühelos, ohne Anstrengung, ohne Stress.

Vergessen Sie bitte auch nicht die Pausen nach jeder Übung. Es ist besser, ein Zehn-Minuten-Programm in aller Ruhe zu üben, statt ein 30-Minuten-Programm durchzuhetzen.

Von der Autorin des Buches gibt es auch CDs und DVDs mit Übungsanleitungen, die über die im Anhang genannte E-Mail-Adresse bestellt werden können.

Und nun wünsche ich Ihnen viel Spaß beim Yoga!

Yogaprogramme für 15 Minuten:

Programm 1

Dehnen und strecken / Atemübungen

Zehen lockern (Nr. 2.5)
Zehen krümmen (Nr. 2.6)
Fahrrad fahren (Nr. 3.7)
Drehsitz (Nr. 6.3)
Schultern fallen lassen (Nr. 7.2)
Schulter kreisen (Nr. 7.3, 1. Variation)

Entspannung

Programm 2

Dehnen und Strecken / Atemübungen

Auf den Fußsohlen schaukeln (Nr. 2.2)
Füßen wiegen (Nr. 2.3)
Knie zur Seite drücken (Nr. 3.1)
Finger spreizen, Fäuste ballen (Nr. 4.8)

Drehsitz mit angewinkelten Armen (Nr. 6.6)
Beckenbodenübung (Nr. 10.1)
Arm kreisen (Nr. 5.1, 1. Variation)
Schultern massieren (Nr. 7.4)

Entspannung

Programm 3

Dehnen und strecken / Atemübungen

Belebung der Füße (Nr. 2.4)
Anregung des unteren Lymphflusses (Nr. 3.8)
Tigeratmung (Nr. 6.4)
Finger ineinander verhaken (Nr. 4.3)
Handinnenflächen gegeneinander drücken (Nr. 4.4)
Ellbogen dehnen (Nr. 5.2)
Drehsitz mit ausgestreckten Armen (Nr. 6.7)

Entspannung

Programm 4

Dehnen und strecken /Atemübungen

Füße dehnen (Nr. 2.7)
Spannungslösende Übung (Nr. 3.5)
Belebung durch Klatschen (Nr. 3.6)
„Pah" – Übung (Nr. 5.8)
Tanzhaltung (Nr. 6.1)
Energien der Augen anregen (Nr. 11.1)

Entspannung

Yogaprogramme für 30 Minuten

Programm 1

Dehnen und strecken / Atemübungen

Klang-Übung (Nr. 9.1)
Gong-Übung (Nr. 9.2)
Auf den Fußsohlen schaukeln (Nr. 2.2)
Füße wiegen (Nr. 2.3)
Fahrrad fahren (Nr. 3.7)
Hände öffnen (Nr. 4.9)

Die Knospe (Nr. 4.10)
Handgelenke beugen (Nr. 4.12)
Brustkorb entspannen (Nr. 5.4)
Beckenbodenübung (Nr. 10.1)
Dehnung nach oben (Nr. 5.9, 1. Variation)
Drehsitz mit angewinkelten Armen (Nr. 6.6)
Seitliche Dehnung (Nr. 6.8)
Schultern dehnen (Nr. 7.5)
Langsames Kopfdrehen (Nr. 7.7)
Kopf und Gesicht massieren (Nr. 11.2)

Entspannung

Programm 2 (mit Stehübungen)

Dehnen und strecken / Atemübungen

In den Stand gehen

Federnder Gang (Nr. 8.3)
Knie kreisen (Nr. 8.4)
Hüfte kreisen (Nr. 8.5)
Drehung im Stehen (Nr. 8.7)
Gleichgewichtshaltung (Nr. 9.5)

Hinsetzen

Beckenbodenübung (Nr. 10.1)
Fäuste ballen, Finger spreizen (Nr. 4.8)
Arme kreuzen (Nr. 5.5)
Propeller (Nr. 7.1)

Entspannung

Programm 3

Dehnen und strecken / Atemübungen

Füße wiegen (Nr. 2.3)
Zehen spreizen (Nr. 2.5)
Knie zur Seite drücken (Nr. 3.1)
Beine massieren (Nr. 3.2)
Bein anwinkeln (Nr. 3.3)
Fahrrad fahren (Nr. 3.7)
Finger ineinander verhaken (Nr. 4.3)
Handinnenflächen gegeneinander drücken (Nr. 4.4)
Finger einzeln bewegen (Nr. 4.5)

Harmonisierende Übung (Nr. 5.7)
Vorbeugen mit Drehung (Nr. 6.2)
Schulter massieren (Nr. 7.4)
Drehung der Schultergelenke (Nr. 7.8)
Energie in den Augen anregen (Nr. 11.1)
Augentraining (Nr. 11.5)

Entspannen

Programm 4 (mit Stehübungen)

Dehnen und strecken / Atemübungen

Aufstehen

Der Kranich (Nr. 8.2)
Halber Bogen (Nr. 8.1)
Gleichgewichtshaltung (Nr. 9.5)
Liegende Acht schwingen (Nr. 9.6)

Hinsetzen

Finger einzeln bewegen (Nr. 4.5)
Fingerkreisen (Nr. 4.6)
Drehsitz (Nr. 6.3)
Händeklatschen über dem Kopf (Nr. 5.10)
Gewichte drücken (Nr. 5.13)
Langsames Kopfdrehen (Nr. 7.7)
Schulter massieren (Nr. 7.4)

Entspannung

Yogaprogramme für 45 Minuten

Programm 1

Dehnen und strecken /Atemübungen

Belebung der Füße (Nr. 2.4)
Füße wiegen (Nr. 2.3)
Beine massieren (Nr. 3.2)
Zehen lockern und spreizen (Nr. 2.5)
Zehen krümmen (Nr. 2.6)
Knie zur Seite drücken (Nr. 3.1)
Spannungslösende Übung (Nr. 3.5)
Fahrrad fahren (Nr. 3.7)

Hand-Knie-Überkreuz-Übung (Nr. 9.4)
Hände dehnen (Nr. 4.13)
Finger ineinander verhaken (Nr. 4.3)
Handinnenflächen gegeneinander drücken (Nr. 4.4)
Armkreisen (Nr. 5.1, 2. Variation)
Handgelenke beugen (Nr. 4.12)
Ellbogen dehnen (Nr. 5.2)
Kreisen um den Punkt (Nr. 11.3)
Brustkorb entspannen (Nr. 5.4)
Drehsitz (Nr. 6.3)
Seitliche Dehnung (Nr. 6.8)
Propeller (Nr. 7.1)
Schultern fallen lassen (Nr. 7.2)
Schultern kreisen (Nr. 7.3, 1. Variation)
Kopf seitlich absinken lassen (Nr. 7.6)
Energie in den Augen anregen (Nr. 11.1)
Augentraining (Nr. 11.5)

Entspannung

Programm 2

Dehnen und strecken / Atemübungen

Fersen heben (Nr. 2.1)
Zehen lockern und spreizen (Nr. 2.5)
Zehen krümmen (Nr. 2.6)
Fersen kreisen (Nr. 3.4)
Arm-Bein-Überkreuz-Übung (Nr. 9.3)
Brustkorb entspannen (Nr. 5.4)
„Pah"-Übung (Nr. 5.8)
Wände auseinander drücken (Nr. 5.12)
Die Knospe (Nr. 4.10)
Finger einzeln bewegen (Nr. 4.5)
Übung für die Handgelenke (Nr. 4.11)
Bootspose (Nr. 3.9, 1. und 2. Variation)
Armkreisen (Nr. 5.1, 2. Variation)
Tigeratmung (Nr. 6.4)
Drehsitz (Nr. 6.3)
Schultern kreisen (Nr. 7.3, 2. Variation)
Schultern dehnen (Nr. 7.5)

Drehsitz mit angewinkelten Armen (Nr. 6.6)
Dehnung nach oben (Nr. 5.9, 2. Variation)
Energie in den Augen anregen (Nr. 11.1)
Kopf und Gesicht massieren (Nr. 11.2)

Entspannung

Programm 3 (mit Stehübungen)

Dehnen und strecken / Atemübungen

Auf den Fußsohlen schaukeln (Nr. 2.2)
Belebung der Füße (Nr. 2.4)
Füße dehnen (Nr. 2.7)
Bein anwinkeln (Nr. 3.3)
Bootspose (Nr. 3.9, 1. und 2. Variation)
Arme strecken und locker lassen (Nr. 5.11)
Händeklatschen über dem Kopf (Nr. 5.10)
Hände öffnen (Nr. 4.9)
Hände verschränken (Nr. 4.1)
Drehung der Schultergelenke (Nr. 7.8)
Tigeratmung (Nr. 6.4)
Tanzhaltung (Nr. 6.1)

Aufstehen

Der Kranich (Nr. 8.2)
Kniekreisen (Nr. 8.4)
Drehung im Stehen (Nr. 8.7)
Gleichgewichtshaltung (Nr. 9.5)

Hinsetzen

Schultern massieren (Nr. 7.4)
Langsames Kopfdrehen (Nr. 7.7)

Entspannung

Programm 4 (mit Stehübungen)

Dehnen und strecken / Atemübungen

Aufstehen

Drehvariation im Stehen (Nr. 8.7)
Kniekreisen (Nr. 8.4)
Hüftkreisen (Nr. 8.5)
Liegende Acht schwingen (Nr. 10.6)
Federnder Gang (Nr. 8.3)

Hinsetzen

Füße wiegen (Nr. 2.3)
Belebung der Füße (Nr. 2.4)
Fahrrad fahren (Nr. 3.7)
Fingerkreisen (Nr. 4.6)
Finger spreizen/Fäuste ballen (Nr. 4.8)
Hände dehnen (Nr. 4.13)
Hände verschränken (Nr. 4.1)
Armkreisen (Nr. 5.1, 1. Variation)
Brustkorb entspannen (Nr. 5.4)
Drehsitz mit angewinkelten Armen (Nr. 6.6)
Seitliche Dehnung (Nr. 6.8)
Rücken- und Beindehnung (Nr. 6.9)
Langsames Kopfdrehen (Nr. 7.7)
Energie in den Augen anregen (Nr. 11.1)
Kopf- und Gesichtsmassage (Nr. 11.2)
Pendel beobachten (Nr. 11.4)

Entspannung

Yogaprogramm für 60 Minuten

Programm 1

Dehnen und strecken /Atemübungen

Füße nach eigener Wahl bewegen (Nr. 2.1–2.7)
Beine massieren (Nr. 3.2)
Bein anwinkeln (Nr. 3.3)
Fahrrad fahren (Nr. 3.7)
Harmonisierende Übung (Nr. 5.7)
Finger ineinander verhaken (Nr. 4.3)
Fingerspitzen drücken (Nr. 4.2)
Finger einzeln bewegen (Nr. 4.5)
Hände öffnen (Nr. 4.9)
Hände dehnen (Nr. 4.13)
Armkreisen (Nr. 5.1, 1. Variation)
Arme kreuzen (Nr. 5.5)
Vorbeugen mit Drehung (Nr. 6.2, 2. Variation)
Drehsitz (Nr. 6.3)

Arme strecken und locker lassen (Nr. 5.11)
Beckenbodenübung (Nr. 10.1)
Tigeratmung (Nr. 6.4)
Propeller (Nr. 7.2)
Brustkorb dehnen (Nr. 5.3)
Seitliche Dehnung (Nr. 6.8)
Dehnung nach oben (Nr. 5.9, 2. Variation)
Tanzhaltung (Nr. 6.1.)

Aufstehen

Federnder Gang (Nr. 8.3)
Der Kranich (Nr. 8.2)
Halber Bogen (Nr. 8.1)
Drehung im Stehen (Nr. 8.7)
Liegende Acht schwingen (Nr. 9.6)

Hinsetzen

Langsames Kopfdrehen (Nr. 7.7)

Entspannung

Energie in den Augen anregen (Nr. 11.1)
Kopf und Gesicht massieren (Nr. 11.2)
Pendel beobachten (Nr. 11.4)
Belebung durch Klatschen (Nr. 3.6)
Schultern massieren (Nr. 7.4)
Schulterkreisen (Nr. 7.3, 2. Variation)
Drehsitz mit angewinkelten Armen (Nr. 6.6)

Wenn Sie mehr über Yoga wissen wollen

Was ist das Geheimnis des Yogas? Warum beschäftigen sich heute noch Millionen von Menschen mit einer so alten Lehre?

Wie bereits im Vorwort kurz erwähnt, ist die Geschichte des Yogas über 5000 Jahre alt. Das Wort *Yoga* kommt aus dem alten Sanskritwort *Yui*, was Joch bedeutet. Ein Joch fordert einerseits Disziplin, engt also ein, schließt manche Wege aus, andererseits ermöglicht es eine Vereinigung zweier unterschiedlicher Kräfte. Wenn ein Wagen gezogen werden soll, müssen sich zwei unterschiedliche Pferdepersönlichkeiten im Gleichschritt bewegen. Gemeint sind hier Körper und Geist. Nur wenn sie im Gleichmaß sind, in Harmonie schwingen, kann der Mensch Vollkommenheit erlangen.

Yoga ist keine Religion, auch wenn der Yogaweg eng mit dem Glauben an die Wiedergeburt verbunden ist. Es gibt im Yoga Regeln für den Körper und Regeln für den Geist. Diese Regeln dienen einzig und allein dem Zweck, den Menschen zu seinem Besten zu entwickeln und ihm so im nächsten Leben harte Lektionen zu ersparen. Ziel ist die Vollkommenheit, das Einswerden mit Gott, weil alle Lektionen gelernt sind, alle Untugenden „weggearbeitet". So kann man Yoga als den *Weg der persönlichen Entwicklung* verstehen, der Arbeit an sich selbst, an Geist und Körper, lange vor aller griechischen Philosophie.

Zunächst war Yoga eine mündliche Tradition. Es existierten lediglich einige alte beschriebene Palmblätter in den Heiligtümern der Gelehrten. Die älteste Darstellung einer Yogaposition fand man auf einem Steinsiegel, das etwa 2500 v. Chr. hergestellt wurde. Yoga wird auch in der ältesten mythologischen Dichtung Indiens, in den *Veden* und *Upanishaden,* erwähnt. Dort heißt es: „Wenn die fünf Sinne und der Geist ruhig sind, dann beginnt der höchste Pfad der Weisheit." Konzentration der Sinne und Stille des Geistes spielen im Yoga eine sehr große Rolle.

Im dritten Jahrhundert vor Christus wurde die *Bhagavad Gita* verfasst. Sie ist ein Teil des großen indischen Epos, des *Mahabharata*, und beschreibt die Probleme des Kriegers Arjuna auf seinem Yoga-Weg. Sein geistiger Unterweiser und Lehrer ist Gott Shiva selbst. Er zeigt ihm die drei Haupt-Yoga-Pfade: *Jnana Yoga* (Pfad der Weisheit für die, die gerne studieren), *Karma Yoga* (Pfad des Handelns, des selbstlosen Dienens und Helfens) und *Bhakti Yoga* (Pfad der Liebe und Verehrung Gottes, ähnlich dem Leben im Kloster). Diese Pfade führen alle, so unterschiedlich sie auch sind, zum selben Ziel: Einssein mit Gott. Die Bhagavad Gita macht deutlich, dass Yoga ein Weg der Praxis ist. Arjuna ist ein ganz „normaler“ Mensch, der sich auf den Weg macht und dabei Fragen stellt, wie jeder andere Mensch sie auch stellen würde. Er hat menschliche Probleme, Untugenden und Zweifel. Eine der Grundregeln des Yogas lautet: *Du brauchst nichts zu glauben, probiere es aus und erfahre die Wirkungen am eigenen Körper.*

Der „Achtfache Pfad“

Die klassische Yoga-Tradition beginnt mit den *Yoga-Sutren des Patanjali* um Christi Geburt. Er beschreibt den so genannten *„Achtfachen Pfad“*.

Die Körperübungen (Asanas) sind bereits die dritte Stufe dieses achtfachen Pfades. Bevor man mit ihr beginnt, sollte man sich mit den Stufen 1 und 2 auseinandersetzen, den Yamas und Niyamas, zehn ethisch-moralischen Regeln, die den christlichen Zehn Geboten ähneln. Sie sorgen dafür, dass man Yoga mit reinem Herzen und reiner Seele ausführt.

1.Yamas (allgemeine Ordnung)

Nicht-Gewalt (Ahimsa)

Ahimsa bedeutet, dass wir keinen anderen Kreaturen Schaden zufügen sollten, weder in Gedanken, Worten noch in Taten. Es hält uns dazu an, Toleranz anderen Lebewesen gegenüber zu üben, die Meinung unserer Mitmenschen zu akzeptieren, auch wenn wir sie nicht teilen können, Verständnis zu entwickeln für das Anderssein eines jeden Menschen. Es schließt die Versöhnung ein, das Mindern von Spannungen und die Förderung von persönlichem und zwischenmenschlichem Verständnis. Bei Konflikten sollen wir weder in Gefühlen des Hasses und der Abneigung verweilen, noch sollten wir Lösungen künstlich herbeizwingen wollen.

Wahrheit (Satya)

Satya bedeutet nicht nur, die Wahrheit zu sagen, sondern sie auch zu leben. Tiefe Wahrheit wird nur erfahren durch tiefe innere Enthüllungen über die Dinge in uns, die destruktiv und anmaßend sind. Es beinhaltet die Erkenntnis, dass jeder andere Mensch uns einen Spiegel vorhält, besonders die, die uns unser Leben schwermachen. Wir können den Mut entwickeln, den wir benötigen, diesen Seiten in uns immer wieder neu ins Auge zu sehen, ohne den Glauben an eine positive Veränderung aufzugeben.

Es ist für niemanden von Nutzen, wenn wir in einem Teufelskreis von Bestrafungen verweilen und uns jetzt selbst so bestrafen, wie es früher vielleicht unsere Eltern bzw. unsere Lehrer oder andere Autoritätspersonen getan haben. Wir sollten nicht zu hart mit uns selbst ins Gericht gehen. Wenn wir uns unserer Fehler und Schwächen bewusst werden, sollten wir sie uns verzeihen und daraus lernen. Manchmal lernen wir nur durch Fehler oder durch Leiden. Wer sich selbst vergibt, kann auch anderen leichter vergeben.

Nicht-Stehlen (Asteya)

Man sollte niemandem etwas wegnehmen, was einem nicht gehört. Dies schließt auch ein, dass wir anderen Menschen die Anerkennung geben sollten, die ihnen gebührt, z.B. für eine gut verrichtete Arbeit. Dies befriedigt das tiefe Bedürfnis der menschlichen Natur nach Anerkennung und führt zu größeren Bemühungen und zu größerer Freude.

Kontrolle der Sinnlichkeit (Bramacharya)

Dies bedeutet das Vermeiden von sexuellem Egoismus. Menschen und Objekte, die wir vermeintlich lieben, sollten wir nicht besitzen wollen. Bramacharya ist ein Appell, uns darin zu üben, unsere Mitmenschen – besonders die, die uns nahestehen – so zu akzeptieren, wie sie sind. Mit dem Ziel, dass wir sie irgendwann auch so lieben können, wie sie sind.

Es gibt Menschen, die Bramacharya als Zölibat leben. Diese Menschen haben es sich zum Ziel gesetzt, rein im Geiste und im Handeln zu werden. Sie verzichten bewusst auf eine sexuelle Beziehung, um sich ganz der reinen Liebe zu Gott hinzugeben.

Nicht-Gier – Großzügigkeit (Aparigraha)

Dies bedeutet die Zügelung des Wunsches nach dem „Mein“. Es ist die Transzendenz von egoistischem Greifen nach weltlichen Dingen hin zu einer Haltung, in der wir vertrauen, dass wir das, was wir wirklich brauchen, auch zu gegebener Zeit erhalten werden. Allerdings setzt es voraus, dass wir sogenannte „Geschenke des Himmels“ überhaupt wahrnehmen, denn sie kommen nicht nur in ihrer eigenen Zeit, sondern auch – wie das chinesische I-Ging sagt – in ihren eigenen Gewändern. Es hat einen tiefen Sinn, dass wir geistig zur Ruhe kommen, damit wir uns für die segnenden Kräfte des Universums öffnen können. Wir können täglich für alles Positive und Schöne in unserem Leben dankbar sein.

Wenn wir lieben bzw. wenn wir denken, dass wir lieben, haben wir oft die Tendenz, das Objekt unserer Liebe zu unserem Besitz zu machen. Sei es unser Partner, unsere Familie, unsere Arbeit, unser Land, vielleicht sogar die Liebe zu Gott.

Besitzgier blockiert die positive Antwort des anderen. Dies führt zu Spannungen und Frustrationen zwischen den Menschen, bis hin zu Ablehnung und Hass.

2. Niyamas (eigene Ordnung)

Die 2. Stufe sind die Niyamas oder ethische Regeln. Hier sollen fünf Leitregeln auf geistiger Ebene angestrebt werden.

Reinheit (Saucha)

Wir sollten nicht nur unseren Körper rein halten von Genussmitteln, die uns schaden, sondern auch rein in Gedanken sein. – Beobachten Sie einmal für mehrere Stunden konsequent Ihre Gedanken. Wie viel positive und wie viel weniger positive Gedanken waren es? Wie oft verspüren Sie Wut, Rache, die Angst, Dinge nicht zu bekommen, von denen Sie überzeugt sind, dass Sie Ihnen doch zustehen? Überprüfen Sie sich danach selbst:

Wie viele Zweifel haben Sie überfallen, wie viele Selbstanklagen? Wie viele Sorgen haben Sie sich über Dinge gemacht, die Sie nicht beeinflussen können?

Alle unsere Gedanken beeinflussen, wie wir uns in jedem Moment fühlen.

„Reinheit in Gedanken" kann auch bedeuten: sich bewusst üben im positiven Denken, Affirmationen (positive Leitsätze) leise oder laut aussprechen, lernen, zu vertrauen, beten, sich im Meditieren üben. Wir sollten lernen, Herr/in über unsere Gedanken zu sein und nicht deren Sklaven.

Im weiteren Sinne beinhaltet Saucha auch, dass wir uns von Kontakten, die schädlich für uns sind, zurückziehen. Wenn sich Menschen in unserer Umgebung nicht verändern wollen, sollten wir Distanz herstellen, ohne diese Menschen im Geiste aufzugeben wegen ihres „So-Seins".

Wir sollten auch kritisch in der Auswahl der Bücher und Zeitschriften sein, die wir lesen, und der Filme, die wir uns anschauen. Der Einfluss auf unsere Gedanken durch die Dinge, mit denen wir uns in unserer Freizeit beschäftigen, ist sehr groß. Es liegt an jedem Einzelnen von uns, ob wir uns selbst mit positiven Kräften aufbauen oder uns negativen Kräften ausliefern, die uns seelisch immer mehr verarmen lassen.

Heitere Gelassenheit (Santosha)

Trotz unseres geschäftigen Alltags sollten wir uns regelmäßig eine Zeit der Ruhe gönnen, um uns von allem Trubel nicht fortreißen zu lassen. Wenn wir zunehmend unsere eigene Mitte finden, werden wir erkennen, dass inmitten von Verwirrung Frieden existiert, inmitten von Dunkelheit Licht, inmitten von Tod Leben, inmitten von Unwahrheit Wahrheit.

Wer dies für sich erkennt, entwickelt die Kraft und den Mut, sich von vielen alten Ängsten, Sorgen und Zweifeln zu lösen. Der Geist kann ruhig werden, die Gemütsverfassung heiter und froh. Die Ausstrahlung eines solchen Menschen ist wohltuend.

Die Entwicklung von Disziplin, geleitet von einem hohen Geist (Tapas)

Tapas bedeutet die Fähigkeit, im „Hier“ und „Jetzt“ zu existieren, die Disziplin, pünktlich zu sein, Regelmäßigkeit und Beständigkeit zu entwickeln. Tapas beinhaltet auch die Bereitschaft, in zwischenmenschlichen Beziehungen den eigenen Standpunkt und die eigenen Gefühle zu überdenken und ggf. zu berichtigen, um so ein größeres Verständnis herbeizuführen.

Ferner bedeutet Tapas auch, Disziplin zur Unterstützung unserer körperlichen und seelischen Gesundheit zu entwickeln, z. B. regelmäßiges Ausführen von Yogaübungen, Bewegung an der frischen Luft. Auch sollten wir Nahrungs- und Genussmittel meiden, von denen wir wissen, dass sie uns schaden.

Selbsterkenntnis durch Innensicht (Swadhyaya)

Swadhyaya ist die Suche nach Erkenntnis des Selbst, die Bereitschaft, sich von Illusionen zu lösen, auch wenn dies schmerzhaft sein kann. Wir alle tragen viele Illusionen in uns, um unser Leben besser ertragen zu können. Diese stehen uns aber oft im Wege zwischen uns selbst und unseren Mitmenschen. Wie leicht projizieren wir unsere Wünsche und Hoffnungen auf andere (besonders auf die, die uns nahe stehen). Dies ergibt viele Konflikte in zwischenmenschlichen Beziehungen. Wenn wir bereit sind, uns unserer Projektionen bewusster zu werden, können sich viele unserer Kontakte entspannen. Es beinhaltet auch die Einsicht, Dinge, die wir beeinflussen können, positiv zu verändern, und Dinge, die wir nicht beeinflussen können, loszulassen.

Hingabe an Gott (Atman Pranidad)

Atman Pranidad bedeutet das Wahrnehmen des eigenen inneren Bewusstseins, der inneren Realität, der wirklichen Natur. Es kann auch interpretiert werden als die Hingabe an Gott und die Fähigkeit, den eigenen göttlichen Funken in sich selbst ernst zu nehmen.

3. Asana (Körperhaltung)

Wir stellen uns gerade und aufrecht hin oder sitzen gerade und aufrecht. Festigkeit wächst in uns. Das ist schon eine Asana, die dritte Stufe. Die Asana beginnt, wenn die Anstrengung aufhört und Seligkeit entsteht.

4. Pranayama (Atem-/Energiekontrolle)

Wir spüren den Atem, verfolgen ihn mit dem Geist, lenken ihn durch unsere Hände oder mit unserem Geist in bestimmte Bereiche der Lunge oder des Körpers (siehe Kapitel: Atemübungen), beherrschen ihn.

5. Pratyahara (Rückzug der Sinne nach innen)

Hier wird es schon schwieriger. Ich muss lange üben, bevor ich es schaffe, in einer Asana wirklich nur den Atem zu spüren und dabei nicht auch meine Umgebung zu spüren, zu hören, zu sehen, zu schmecken, zu riechen. So können laute Nachbarn zur Herausforderung werden. Schaffe ich es, meinen Hörsinn von ihnen abzuwenden und nur noch in mich hineinzulauschen?

6. Dharana (Konzentration/Sammlung)

Wenn es uns gelungen ist, die Sinne von der Welt abzuziehen und unsere Umgebung nicht mehr wahrzunehmen, dann findet eine Sammlung der inneren Kräfte statt. Wir lassen nun auch unsere eigenen Gedanken los, ziehen auch den Geist nach innen, zur Mitte. Ziel ist es, gar nichts mehr zu denken, einfach nur da zu sein.

7. Dyana (Meditation/höheres Wachsein)

Eine innere Bewusstheit des „Ich bin“ breitet sich aus. Alle Gefühle und Gedanken liegen weit hinter uns. Es herrscht tiefe Stille im Geist.

8. Samadhi (Einssein)

Aus dem „Ich-bin-Gefühl" wird ein „Ich-bin-Unendlichkeit-Gefühl". Ich bin du und er und das Tier und die Pflanze und der Stein und Gott. Ich bin alles. Ich bin Teil des Ganzen, wie ein Regentropfen, der erst mit dem Fluss verschmolzen ist und nun mit dem Ozean. Höchstes Glück stellt sich ein, Entzücken, Seligkeit.

Doch auf dieser Stufe kann man sich nicht ausruhen. Es ist nur ein augenblicklicher Zustand der Erleuchtung, der uns auffordert, immer und immer wieder an uns zu arbeiten, und das bedeutet zurück zu den Ebenen 1 und 2, den Yamas und Niyamas. Doch ist es kein eigentliches Zurück, denn wir sehen diese Gesetze jetzt aus einer anderen Perspektive. Es ist also eher eine *spiralförmige Aufwärtsbewegung* wie in einem Mandala, ein Weg, auf dem wir alten Bekannten immer neu begegnen, sie anders erleben. So aktivieren wir alte Kräfte, die vorher gebraucht wurden, um Verdrängtes in der Verbannung zu halten. Diese Kräfte stehen nun zusätzlich unserer Entwicklung zur Verfügung. Aus dem Bodensatz wird Wachstumsenergie, so wie auch auf einem Komposthaufen aus Vergangenem neues Leben entsteht.

Wie sagte einst eine meiner Lehrerinnen? „Es ist die Aufgabe des Lehrers, die Vase so oft auszuspülen und das Wasser in ihr umzurühren, bis es keinen Bodensatz mehr gibt." Wir können lange an uns arbeiten, bis nur noch klares Wasser in uns fließt.

Im Laufe der Jahrhunderte wurden verschiedene Yogasysteme entwickelt. Das im Westen am weitesten verbreitete Yogasystem ist Hatha-Yoga. Der Begriff kommt aus dem Sanskrit. „Ha" bedeutet Sonne, positiv geladene, goldene Energie, und „Tha" bedeutet Mond, negativ geladene, silberne Energie. Diese beiden polaren Kräfte gilt es in der Balance zu halten. Hatha-Yoga arbeitet mit Übungen, Atmung und Meditation, um diese Balance zu erreichen. Bei schlecht ausgebildeten Lehrern kann aber auch eine Art Gymnastik daraus werden, die zwar im besten Falle dem Körper guttut, aber nicht auf den Geist und das Energiesystem wirkt.

Echte Yogaübungen wirken immer auf allen drei Ebenen: Körper, Geist und Seele. Sie stärken die Lebenskraft und geben auch der Psyche einen positiven Aufschwung. Es geht hier nicht nur um Muskelaufbau, sondern um die Anregung des ganzen Stoffwechsels, Geschmeidigkeit und Festigkeit, Konzentration der Gedanken, Energie und Lebenskraft, Entspannung und Anspannung im Gleichgewicht. Nach einer guten Yogastunde fühlt man sich ausgeruht, obwohl man viel getan hat.

Ernährung

Die weisen Gelehrten, die durch das Beobachten der Tiere die Yogastellungen (Asanas) entwickelten, stellten auch fest, dass *die Nahrung eines Tieres entscheidend seinen Charakter und seine Gesundheit prägt.* Raubkatzen essen Fleisch, sind unruhig, ständig in Bewegung. Pflanzenfresser leben gelassener, kauen den ganzen Tag vor sich hin und kämpfen nur, wenn sie angegriffen werden, haben eine wesentlich höhere Lebenserwartung als Fleischfresser. So wurde klar, dass *eine vegetarische Ernährung einem ruhigen, kontemplativen Geist förderlich ist, seelische Ausgeglichenheit fördert.* Tiere gedeihen am besten, wenn sie die Pflanzen ihres Lebensraumes essen, die die Natur in den jeweiligen Jahreszeiten dort wachsen lässt. Sie essen diese Pflanzen unbearbeitet, roh. So taten es auch die Yogis.

Aber die Menschheit hat sich entwickelt. Unsere Böden sind ausgelaugt, wir wohnen abgeschirmt von der Natur in Häusern und Großstädten. Wir bewegen uns weniger als unsere Urahnen, leisten kaum noch Muskelarbeit und das Klima ist kälter als in Indien.

Nur mit Rohkost kommen die wenigsten Menschen aus. Wir brauchen die wärmende Energie des Feuers, um durch Herbst, Winter und Frühjahr zu kommen. Auch die Viehzucht ist ein wichtiger Teil der Menschheitsgeschichte, der das Überleben im Winter gesichert hat. Sicher ist eine weitgehend fleischfreie Ernährung mit dem Hinblick auf das Leid der Tiere erstrebenswert, doch nicht die Grundvoraussetzung, um den Weg des Yogas zu gehen.

Das Gleiche gilt für Alkohol, Kaffee, Medikamente, Nikotin und andere Drogen. *Es gibt keine Verbote.* Aber ein Mensch, der mit seinem Körper und den Tieren fühlt, wird auf Genussgifte weitgehend verzichten, sich und anderen nicht freiwillig Schaden zufügen. Je mehr wir durch Yoga das Gute in uns und unserer Nahrung spüren, desto größer wird unsere Sehnsucht nach dem, was dieses Wohlgefühl auslöst. *Lassen wir den Körper entscheiden, was er braucht.* Bieten Sie ihm täglich frisches Gemüse und Obst an, ob roh oder gekocht, das spüren Sie schon. Bieten Sie ihm Getreide mit der Kraft des vollen Kornes an und gönnen Sie ihm auch mal kleine Sünden. Das Wichtigste ist das Hineinlauschen in den Körper, um die zarte innere Stimme zu hören, zu fühlen, was Energie gibt und was nicht. Ernährung ist ein sehr persönliches Gebiet. Jeder muss für sich selbst erfahren, was ihm guttut.

Richtige Ernährung – nicht nur der Gesundheit wegen

Nahrungsmittel, die naturbelassen sind, haben eine wesentlich positivere Wirkung auf Ihre seelische und körperliche Gesundheit als konservierte Nahrung.

In frisch geernteter Nahrung sind nicht nur die meisten Vitamine und Mineralstoffe enthalten, sondern auch Prana, die elementare Lebenskraft, die wir nicht nur über Nahrung, sondern durch den Atemvorgang aus der Luft aufnehmen! Je älter ein Nahrungsmittel ist, desto weniger Vitamine, Mineralstoffe und Prana sind darin enthalten. In konservierter Nahrung ist der Anteil am geringsten. Deshalb ist es ratsam, z. B. Gemüse so frisch wie möglich zu verzehren. Im gedünsteten oder gedämpften Zustand sollte es noch knackig sein, damit möglichst viele Vitamine erhalten bleiben. Wenn es Ihnen bekommt, essen Sie so oft wie möglich – am besten täglich – Rohkost. Dies sollten Sie aber nur morgens, mittags oder nachmittags zu sich nehmen. Abends ist rohes Gemüse – trotz leichter Kost – mitunter schwer verdaulich. Hier sollten Sie auf Ihren Körper hören. Davon abhängig, welchem Menschentyp Sie angehören, können Sie Rohkost gut oder weniger gut vertragen.

Warum Lebensmittel aus biologischer Anbauweise Lebensmitteln aus der herkömmlichen Landwirtschaft vorzuziehen sind

Grundsätzlich ist es besser, die Nahrungsmittel im Bioladen oder im Reformhaus zu kaufen, da die herkömmlichen Lebensmittel oft „trotz besserem Aussehen“ voller Pestizide sind.

Außerdem unterstützen Sie mit dem Kauf gespritzter Nahrung, dass die Erde weiterhin kontaminiert wird, denn durch permanente Produktionssteigerung in der Landwirtschaft wurden die Monokultur und die Massentierhaltung immer mehr entwickelt. Das ökologische Gleichgewicht wurde mehr und mehr zerstört. „Kulturpflanzen“ können nur mit Hilfe von Insektenvernichtungsmitteln (Insektiziden), Pflanzenschutzmitteln (Pestiziden), Mitteln gegen Pilzkrankheiten (Fungiziden) und gegen Wildkräuter (Herbiziden) überleben.

Biologischer Landbau dagegen liefert nicht nur ungespritzte Nahrung, sondern leistet einen wichtigen Beitrag zum Umweltschutz. Sein Hauptanliegen ist nicht die Ausbeutung des Bodens, sondern die Pflege. Schonende Bearbeitung erhält die Klein- und Kleinstlebewesen, die für die Humusbildung verantwortlich sind. Mischkulturen begrenzen die Ausbreitung von Schädlingen und stärken außerdem die Widerstandskraft der Pflanzen. So kann auf das Spritzen von Herbiziden, Insektiziden und Pestiziden verzichtet werden. Organische Dünger führen dem Boden in ausgewogener Form Nährstoffe zu und unterstützen das Bodenleben. Letztlich verhindern wechselnde Fruchtfolgen die einseitige Beanspruchung des Bodens und durch den Verzicht auf chemische Dünger werden unsere Gewässer geschont. Auf Mineraldünger wird verzichtet, da dieser ein unharmonisches Verhältnis zwischen den Nährstoffen begünstigt und die Bodenlebewesen stört oder tötet.

Naturgemäße Biotope schaffen Lebensraum für Nützlinge und sorgen für Nahrung von Vögeln und Bienen. Stark aromatisch riechende Kräuter und Blumen, die in unmittelbarer Nähe der zu schützenden Kulturen stehen müssen, sorgen als biologischer Pflanzenschutz für natürliche Abwehrmittel.

Monokultur oder herkömmliche Landwirtschaft dagegen führen zur Verunreinigung des Grundwassers. Müttern von Säuglingen wird bereits empfohlen, für die Zubereitung von Babynahrung kein Leitungswasser zu benutzen.

Mit steigendem Bewusstsein können Sie als Verbraucher/in die zukunftsweisenden landwirtschaftlichen Methoden des biologischen Anbaus fördern, da es nicht nur die eigene Gesundheit, sondern auch die Gesunderhaltung unserer Umwelt mit einschließt.

Warum Vollwertkost wertvoller und gesünder ist als aus Weißmehl zubereitete Kost

Vollwertkost bietet Schutz vor ernährungsbedingten Krankheiten wie z. B. Herz- und Kreislauferkrankungen, Stoffwechselstörungen, Karies, Parodontose und Krebs, um nur einige zu nennen. Vollwertkost steigert die Lebensfreude, verbessert Ihr Aussehen, erhöht Ihre Leistungsfähigkeit und entschlackt aufgeschwemmtes Gewebe.

Getreideprodukte liefern Energie, Proteine, Kohlenhydrate, Eisen, Kalzium und Avernin (Vitamin B 1). Im ganzen Korn und in den äußeren Schichten sind Proteine, Mineralstoffe und Vitamine enthalten, die beim Mahlen verloren gehen. Der Nährwert von weißem Mehl ist deshalb wesentlich niedriger als der von dunklem Mehl.

Als im 19. Jahrhundert die Technisierung zunahm, wurde Mehl nicht mehr nach Bedarf, sondern auf Vorrat gemahlen. Um es lagerfähig zu machen, entfernte man den Keimling und die Randschichten des Getreidekorns, die bei längerer Lagerung den ranzigen und muffigen Geschmack des Mehls verursachen.

Durch das Ausmahlen des Korns ist der Verlust an essentiellen Nährstoffen sehr hoch:

Essentielle Nährstoffe	Verlust durch Ausmahlen:
Vitamin B 1	86 %
Vitamin B 2	69 %
Vitamin B 6	50 %
Vitamin Niacin	86 %
Vitamin E	100 %
Mineralstoff Eisen	84 %
Mineralstoff Kupfer	75 %
Mineralstoff Magnesium	52 %
Mineralstoff Kalium	77 %
Mineralstoff Mangan	72 %

Außerdem liefert das Vollkorn neben Gemüse, Hülsenfrüchten, Obst und Nüssen die für unsere Verdauung so wichtigen Ballaststoffe. Viele Zivilisationskrankheiten wie chronische Verstopfung, Herzinfarkt, Darmkrebs, Stoffwechsel- und Gefäßerkrankungen stehen in einem engen Zusammenhang mit Ballaststoffmangel in der Nahrung.

Ballaststoffe quellen auf, füllen Magen und Darm und sorgen für eine lang anhaltende Sättigung. Sie sind Schlankmacher, da sie beim Stoffwechsel Energie verbrauchen. Sie binden Schad- und Fäulnisstoffe, sorgen für einen geschmeidigen Stuhl und begünstigen eine harmonische Darmbakteriengemeinschaft. Denn viele Krankheiten haben ihre Ursache im Darm. Außerdem besitzen Ballaststoffe die Fähigkeit, Cholesterin im Darm zu binden; so wird die Anhäufung von Cholesterin im Körper verhindert und Gefäßschäden vorgebeugt. Das Bindegewebe wird durch eine geregelte Verdauung entschlackt und die Gesichtskonturen werden gestrafft.

Es ist eine Tatsache, dass 65% der Bundesbürger an ernährungsbedingten Krankheiten leiden und sterben. Der Ernährungsreformer Kollath nennt eine Ernährung, in der lebensnotwendige Nährstoffe fehlen, Mesotrophie = Halbernährung. Sie führt zur Halbgesundheit, denn gesund sein heißt, keine Schmerzen zu haben. In unserer Leistungsgesellschaft leiden sehr viele Menschen unter Lustlosigkeit, Antriebsschwäche, Schlafstörungen, Depressionen, Nervosität, Verdauungsbeschwerden, Kopfschmerzen. Bei Menschen mit Übergewicht werden noch weitere Krankheiten wie z. B. erhöhte Blutfettwerte, Gelenk- und Atembeschwerden, Diabetes, Gallensteine, Leberzirrhose begünstigt. Herz- und Kreislauferkrankungen sind die Todesursache jedes Dritten. Falsche Ernährung verursacht Ablagerungen an den Gefäßwänden. Die Folge ist, dass das Herz nicht genügend mit Sauerstoff versorgt wird, die Herzleistung sinkt, der Blutdruck steigt.

Warum wir unseren Fleischverzehr überdenken sollten

Wenn Sie regelmäßig Yoga machen und sich für gesunde Ernährung interessieren, heißt es nicht, dass Sie Vegetarier/in werden müssen. Es gibt allerdings einige Aspekte, was unseren Fleischkonsum betrifft, die es wert sind, dass wir uns darüber Gedanken machen!

Fleisch liefert hochwertiges Eiweiß, aber ab einer bestimmten regelmäßig verzehrten Menge erzeugt dies im menschlichen Körper einen Eiweißüberschuss. Giftige Zerfallprodukte des Eiweißes, vor allem Harnsäure, die Gicht und Rheumatismus bewirken kann, führen bei entsprechend hohem Fleischkonsum zu Stoffwechselstörungen. Außerdem enthält Fleisch alle Schlacken und Stoffwechselprodukte des getöteten Tieres, die immer giftig sind und wie Gifte im menschlichen Körper wirken. Bei hohem Verzehr von Fleisch, Fisch und Eiern finden im Darmkanal des Menschen Fäulnisprozesse statt – diese können zu Verstopfung führen.

„Das Fleisch der Reichen ist der Hunger der Armen“

Wenn wir Bewohner der Industriestaaten wieder mehr pflanzliche Nahrung zu uns nehmen würden, könnte der Welthunger erfolgreich bekämpft werden. Unsinn? Haben Sie schon einmal überlegt, wie viel Gras eine Kuh frisst, bis sie groß ist und geschlachtet wird? Wenn man aber diesen Boden mit Getreide, Gemüse, Obst usw. bebauen würde, würden sehr viel mehr Menschen satt werden als von den paar Kilo Fleisch, die eine getötete Kuh liefert.

Man bedenke, dass wir dreimal mehr Nutztiere auf der Welt halten als Menschen auf ihr leben. Diese Tiere müssen alle gefüttert werden, da am Ende ihr Fleisch von Menschen gegessen werden will. Dabei leiden zwei Drittel der Menschheit an Hunger.

Absurd ist es auch, dass Länder der Dritten Welt gezwungen sind, wertvolle eiweißhaltige Nahrungsmittel an uns zu exportieren, damit unsere Schweine damit gemästet werden.

Tierarzneimittel werden heute nicht nur kranken Tieren gegeben, sie werden vorbeugend gesunden Tieren verabreicht. Ummit weniger Futter mehr Fleisch zu erzeugen, werden Hormone verabreicht – das spart bis zu einem Drittel der Futterkosten. Gegen Transportstress gibt es Tranquilizer und Neuroleptika. Manche Arzneimittel bauen sich im Tierkörper ab, andere lagern sich in den Ausscheidungsorganen Leber und Niere ab und bleiben als Rückstände in tierischen Lebensmitteln.

Wer trotzdem gerne Fleisch isst, tut gut daran, Fleisch und Wurstwaren bei einem Biometzger zu kaufen, um wenigstens zu gewährleisten, dass Haltung und Fütterung der Tiere annähernd artgerecht verlaufen. Führen Sie sich vor Augen, wie grausam die Massentierhaltung, die Viehtransporte und künstlich beschleunigtes Wachstum für die Tiere sind. Das Gleiche gilt auch für Eier und Milchprodukte: Massenhühnerhaltung ist ebenso wenig artgerecht, wie Rinder mit Tiermehl zu füttern.

Das erste Gebot der Yogaphilosophie lautet: „Ahimsa" – Nichtgewalt! Machen Sie sich bewusst, dass auch jedes Tier ein Recht auf Leben hat.

Die Sprossenzucht – aus Körnern wachsen Keime

Unverzichtbar für eine gute Ernährung ist die Sprossenzucht. Keimlinge sind gekeimte Körner, eine wertvolle Frischkost und garantiert biologisch gezogen. Korn und Samen sind Vorratskammern, voll von Nahrungsenergie. Sie liefern Nährstoffe in konzentrierter Form, weil während des Keimens die im Korn ruhenden Stoffe aktiviert werden. Sie versorgen uns mit hochwertigen Proteinen, essentiellen Fettsäuren, Mineralien, Spurenelementen und Vitaminen, biologisch einzigartig ausgeglichen, wie es unser Körper braucht. Zum Keimen eignen sich alle Getreidesorten (verlangen Sie im Reformhaus ausdrücklich keimfähiges Getreide), grüne Sojabohnen, Senfkörner, Kresse und Rettichsamen.

Mit einer Handvoll Sprossen und Keimen decken wir unseren täglich notwendigen Bedarf an Vitalstoffen auf natürliche Weise und ebenso effizient wie durch Fleisch, Milch und Eier. Eine die Nahrung ergänzende Einnahme von Vitaminen wird überflüssig. Näheres hierzu finden Sie in den Büchern von R.-M. Nöcker (s. Anhang).

Warum Zucker schädlich ist

Der Bundesbürger versüßt sich seinen Tag mit durchschnittlich 140 g Zucker! Strenge Ernährungsfachleute halten eine Menge von 60 g gerade noch für akzeptabel.

Die Zuckerrübe, aus der Zucker hergestellt wird, enthält zwar Vitamin B1, welches für den Stoffwechsel von Kohlenhydraten unbedingt erforderlich ist, doch durch den Prozess des Raffinierens wird es zerstört.

Somit ist weißer Haushaltszucker ein so genanntes „leeres“ Kohlenhydrat, das weder Vitamine noch Mineralstoffe enthält, nur Kalorien.

Der japanische Arzt Dr. Katose hat erforscht, dass Zucker ein Kalkräuber ist. Kinder, die viel Süßigkeiten essen, zeigen häufiger als andere Kinder körperliche Schäden in Form von Knochenerweichung, Verbiegungen und Wirbelsäulenschäden.

Zucker kann zu Abhängigkeiten führen. Dies kann von leichten bis zu starken Wesensveränderungen führen, zu Reizbarkeit, Überempfindlichkeit und starken Stimmungsschwankungen. Hilfreich ist es, wenn Sie sich selbst beobachten, wann das Bedürfnis nach Süßem steigt. Genießen Sie gerade Ihr Stück Schokolade oder stopfen Sie sich voll damit, um bestimmte Gefühle nicht zu fühlen?

Zu empfehlen ist das Buch von Dr. med. M. O. Bruker: „Krank durch Zucker.“

Wenn Sie gerne süß essen, versuchen Sie die Schokolade mal durch Trockenobst oder ein Stück Obst zu ersetzen, je nach Jahreszeit z. B. Erdbeeren, Kirschen, Äpfel – aber auch Mangos, Papayas und Ananas bieten sich an, allerdings sollte man hier aber auch wieder lange Transportwege durch Flugzeuge bedenken.

Eine gute Alternative zu Zucker bietet z. B. Honig, da er ein natürlicher Süßstoff ist. Er enthält Mineralstoffe und die Fermente Diostose und Sacchose, welche Kohlenhydrate spalten und so den Stoffwechsel begünstigen. Im Honig ist Inhisin enthalten, ein Stoff, der das Wachstum bestimmter schädlicher Bakterien hemmt und die Durchblutung der Herzkranzgefäße anregt. Honig ist eines der „saubersten“ Lebensmittel und leicht verdaulich. Er ist rascher Energiespender, da sein Zuckeranteil innerhalb weniger Minuten ohne Verdauungstätigkeit ins Blut geht.

Eine weitere Alternative zu Zucker ist Ahornsirup, der von wild wachsenden Ahornbäumen gewonnen wird. Er enthält Vitamine und Mineralstoffe.

Zur Süßung von Lebensmitteln sind außerdem Birnendicksaft oder Fruchtzucker zu empfehlen.

Brauner Zucker ist keine echte Alternative zu weißem Zucker, da er nur unbedeutende Mengen an Mineralstoffen und Vitaminen enthält.

Machen Sie sich bewusst, dass Veränderungen ihre Zeit brauchen. Seien Sie nicht zu streng zu sich, aber halten Sie Ihre Zielvorstellungen immer im Auge. Ernährungsgewohnheiten, die schädlich auf die Gesundheit wirken, kann man nicht schlagartig abbauen. Beobachten Sie, was Ihnen gut bekommt. Jeder Mensch bevorzugt bestimmte Nahrungsmittel, und es gibt keinen Grund, etwas zu essen, was man nicht mag, nur weil es gut für den Körper ist.

Nüsse

Nüsse gehören zu unseren wertvollsten Quellen für konzentriertes Eiweiß und Fett. Sie sind Energielieferanten und enthalten viel Vitamin B.

Wenn Sie regelmäßig ungesalzene, rohe Nüsse verzehren, ist Fleisch als Nahrungsmittel unnötig, selbst wenn Sie körperlich schwer arbeiten. Dies gilt vor allem dann, wenn Sie auch auf Zucker und Weißmehlprodukte verzichten und genügend Obst und Gemüse essen. Mandeln sind in frischem, rohem und ungesalzenem Zustand die alkalischsten aller Nüsse. Sie sind wertvoll als Nahrung für die Knochen und zur Stärkung des Zahnschmelzes.

Nüsse, die gekocht, geröstet oder auf andere Weise übermäßiger Hitze ausgesetzt wurden, wirken sich wegen der Veränderungen, die unter diesen Bedingungen im Fett eintreten, negativ auf unseren Organismus aus. Dann ist die Wirkung auf Leber und Galle schädlich und die Funktion dieser Organe kann früher oder später beeinträchtigt werden.

Nüsse sollte man am besten frisch und zwischen den Mahlzeiten essen. Günstig ist die Kombination mit Karottensaft zusammen. Auf keinen Fall sollte man Nüsse wegen ihres hohen Prozentsatzes an Eiweiß und Fett am Ende einer schweren Mahlzeit essen.

Wasser

Obwohl Wasser genau genommen kein Nährstoff ist, ist es für uns lebensnotwendig, denn alle Stoffwechselvorgänge können nur mit Wasser ablaufen. Flüssigkeitsmangel verursacht Kopfschmerzen, Übelkeit, Leistungsminderung, Abgespanntheit, unangenehmen Körpergeruch und kann zur Übersäuerung des Organismus führen.

Der Erwachsene benötigt täglich 35 ml pro kg Körpergewicht, das entspricht bei einem 65 kg schweren Erwachsenen einer Flüssigkeitsmenge von zweieinviertel Liter. Der Bedarf steigt bei hohen Außentemperaturen, körperlicher Aktivität oder erhöhter Körpertemperatur.

Günstig für den Organismus ist es, bis zur Mittagszeit circa einen Liter Wasser (am besten stilles Mineral- oder Quellwasser) zu trinken. So kann der Körper besser Schlackenstoffe ausscheiden. Wenn Sie erst nachmittags oder abends vermehrt Wasser trinken, ist es belastend für das Herz und die Nieren.

Grundsätzlich ist Wasser das beste Transportmittel, um den Körper von Giften zu reinigen. Um den Flüssigkeitsbedarf des Körpers zu erfüllen, sollten Sie täglich viel Wasser trinken. Frucht- und Gemüsesäfte ohne Zuckerzusatz, am besten frisch gepresst, sind wegen des hohen Vitamingehalts ebenfalls täglich zu empfehlen. Ferner bieten sich Kräutertees an, am besten ungesüßt, und wenn gesüßt, dann mit Honig. Bohnenkaffee und schwarzer Tee sind Genussmittel und sollten nur in Maßen getrunken werden. Sie zählen nicht zum Flüssigkeitsbedarf eines Menschen. Kaffee und alkoholische Getränke entziehen dem Gewebe Feuchtigkeit, deshalb sollte man sie nicht zur Flüssigkeitsmenge zählen.

Wasser und andere Getränke sollten Sie nicht eiskalt direkt aus dem Kühlschrank trinken, da die Magennerven beim Verzehr von eiskalten Getränken einen Schock erhalten. Dies kann zu einer Einschränkung der Magentätigkeit führen.

Eine andere Methode, um den Körper zu entgiften, ist das Abkochen von einem Liter Wasser für ca. 15–20 Minuten auf kleiner Stufe. Durch das Abkochen verändern sich Zusammensetzung und Geschmack des Wassers und Heilkräfte werden gebildet. Füllen Sie das Wasser anschließend in eine Thermoskanne und trinken Sie es langsam und schluckweise über mehrere Stunden. Hierbei spielt die Regelmäßigkeit eine Rolle, z. B. jede Stunde eine Tasse. Wenn Sie möchten, können Sie dem Wasser etwas frische Zitrone zufügen, so wirkt es unterstützend für die Verdauung. Fügen Sie dem Wasser etwas Ingwer zu (am besten mitkochen), wirkt es entgiftend auf die Leber und neutralisierend für die Magensäfte.

Im Alter bildet sich der Durstreflex bei vielen Menschen zurück. Ursache ist die andere Salzkonzentration als im jüngeren Alter. Deshalb trinken ältere Menschen oft viel zu wenig, was den Alterungsprozess beschleunigt. Manche Alterserscheinung ist eine Folge falscher Trinkgewohnheiten. In diesem Fall können Sie sich selbst überlisten, indem Sie sich die Flüssigkeitsmenge, die Ihr Körper benötigt, morgens schon bereitstellen und konsequent über den Tag hinweg trinken. Wenn Sie spüren, dass es Ihnen besser geht, wenn Sie Ihre benötigte Trinkmenge zu sich nehmen, werden Sie auch wieder ein natürliches Durstgefühl entwickeln.

Vermeiden Sie es, unmittelbar zu oder nach den Mahlzeiten zu trinken. Tun Sie dies vorher oder frühestens eine Stunde danach, da sonst die Verdauungssäfte verdünnt werden und der Verdauungsvorgang für den Körper erschwert wird. Die nachfolgende Speise kann dann nicht richtig und zeitgerecht verdaut werden. Zusätzlich wird der Magen stark belastet, da er versucht verdünnte Magensäure durch vermehrte Produktion wieder auf die physiologische Norm zu bringen.

Kaffee und schwarzer Tee

Gegen die morgendliche Tasse Kaffee oder eine gemütliche „Tea-Time" ist nichts einzuwenden. In Maßen! Koffein ist ein Anregungsmittel für das Zentralnervensystem. Es macht süchtig, verursacht Entzugserscheinungen und führt zu psychischer und physischer Abhängigkeit. Es bewirkt erhöhte Herztätigkeit, ungleichmäßige Durchblutung der Herzkranzgefäße, erhöhten Blutdruck, Zuckerkrankheit, Nierenversagen, Magengeschwüre. Außerdem entzieht es dem Gewebe Flüssigkeit. Es bringt den Blutzuckerspiegel in Unordnung, denn es zwingt die Bauchspeicheldrüse dazu, Insulin zu produzieren.

Kaffee und Tee sind stark säurebildend. Je mehr Säure Sie im Blut haben, um so mehr Wasser hält der Körper zurück, um die Säure zu neutralisieren. Das bewirkt eine Belastung für den Organismus und Gewichtszunahme.

Entkoffeinierter Kaffee ist genauso säurebildend für den Körper. Der Prozess, der notwendig ist, um das Koffein zu entziehen, erfordert die Verwendung einer stark konzentrierten Lösung, die tief in die Kaffeebohne eindringt und vom Kaffeetrinker verdaut werden muss. Kaffee, dem das Koffein mit Hilfe von Dampf oder anderen nicht chemischen Mitteln entzogen wurde, ist dem chemisch entkoffeinierten Kaffee vorzuziehen.

Ist die Lust auf Kaffee trotz dieses Wissens weiterhin sehr groß, dann versuchen Sie Ihren Kaffeekonsum langsam einzuschränken. Probieren Sie einfach einmal eine Tasse guten Malzkaffee. Vieles, was wir im Laufe eines Tages zu uns nehmen, ist reine Gewohnheit und kann auch langsam verändert werden.

Warum Knoblauch gesund ist

Knoblauch gibt nicht nur den Speisen das gewisse Etwas, auch unser Körper profitiert von seiner heilenden Wirkung. Der Grund ist sein hohes antioxidatives Potenzial. Wissenschaftler der Universität Bonn haben jetzt die heilbringende Wirkung unter die Lupe genommen und sind zu dem Ergebnis gekommen, dass es die schwefelhaltigen Inhaltsstoffe sind, das so genannte Alliin, das durch das Enzym „Alliinase“ in das geruchsintensive Allicin umgewandelt wird und die Heilung vorantreibt. Wer täglich Knoblauch isst, schützt sich nicht nur vor bestimmten Krebserkrankungen des Magen-Darm-Traktes, sondern pflegt auch sein Herz-Kreislauf-System, denn Knoblauch hat eine antiarteriosklerotische Wirkung. Ebenso senkt die „weiße Knolle“ erhöhte Blutfette, hemmt die Verklumpung der Blutplättchen und hat eine blutdrucksenkende Wirkung. Zerkleinerter Knoblauch tötet Bakterien und gilt daher auch als „natürliches Antibiotikum“. Dabei ist es egal, ob man frischen Knoblauch zu sich nimmt oder Knoblauchdragees. Das Spektrum an schwefelhaltigen Inhaltsstoffen ist vergleichbar. (Quelle: Rheinisch Fried)

Zusammenfassend möchte ich Ihnen ans Herz legen, dass Sie alles, was Sie zu sich nehmen, genießen sollten. Wenn Sie zum Beispiel gerne Süßes naschen, versuchen Sie es in Maßen und genussvoll. Betrachten Sie die Tasse Kaffee nicht als „Sünde“, sondern als Freude, die Sie sich gönnen. Streben Sie danach, „schlechte Angewohnheiten“ loszuwerden, aber bedenken Sie, dass dies nicht von heute auf morgen geschieht, sondern Schritt für Schritt. Seien Sie nicht zu streng mit sich.

Warum ich dieses Buch geschrieben habe

Es war im Jahre 1993. Ich hatte seit knapp zwei Jahren meine Ausbildung an der Yoga-Schule Rekai, Berlin, zur Yogalehrerin beendet und leitete zwei Hatha-Yoga-Kurse. Zu dieser Zeit erzählte mir eine befreundete Yogalehrerin, dass sie Yoga auf dem Stuhl für ältere Menschen anbiete. Interessiert hörte ich zu und nahm ihre Einladung zu einer Yoga-Stunde bei ihr im Seniorenkreis dankend an. Es eröffnetemir eine neue Welt. Ich entdeckte, wie abwechslungsreich das Programm auf dem Stuhl ist.

Ich nahm Kontakt mit Frau Erika Hammerström auf, die Yoga auf dem Stuhl entwickelt hatte, besuchte sie und konnte erfahren, wie sie dazu gekommen war, nach Jahren des Unterrichts mit Jüngeren fast ausschließlich mit Senioren zu arbeiten und dazu noch ein Programm zu entwickeln, wie man Yoga auf dem Stuhl durchführen kann – abwechslungsreich, intensiv und mit nur geringem Risiko, sich durch schwierige Übungen eine Verletzung zuzufügen, geeignet für Menschen, die Yoga erst im Alter für sich entdecken oder nicht unbedingt sehr gelenkig sind.

Dankend nahm ich Frau Hammerströms Unterlagen über Unterrichtsstunden auf dem Stuhl an und besuchte sie bei ihren nächsten Yogastunden. Diese gefielen mir ausgesprochen gut. Es berührte mich mitzuerleben, wie wichtig den älteren Teilnehmern ihre wöchentliche Yogastunde war. Nicht nur, dass man nun etwas für die Gesundheit tat - auch die Tatsache, dass man eingebunden wurde in eine Gemeinschaft und Kontakte untereinander pflegte, schien allen Teilnehmern gutzutun.

Ich eignete mir mehr und mehr Wissen an, bis ich in der Lage war, selbst zu unterrichten. Im Laufe der Jahre reifte in mir der Wunsch, mein Wissen weiterzugeben. Ich fasste meine Erfahrungen mit dieser eher noch unbekannten Form des Yogas zusammen und entschied mich, es in einem Buch zu veröffentlichen. Heute leite ich zehn Kurse, davon acht Senioren-Kurse, darunter sechs Kurse „Yoga auf dem Stuhl“.

Ich möchte mich mit meinem Buch nicht nur an Menschen wenden, die etwas für ihre Gesundheit tun möchten und Interesse haben, Yoga auf dem Stuhl zu lernen. Ich möchte mich auch an andere Yogalehrerinnen und Yogalehrer wenden, die Lust haben, auch mit älteren bzw. behinderten Menschen zu arbeiten, und eine geeignete Alternative zum klassischen Yoga auf der Matte suchen. Vielleicht ist Ihnen mein Buch ein Hinweis, sich für etwas Neues zu öffnen und mehr Senioren oder Behinderten die Möglichkeit zu geben, regelmäßig etwas für ihre körperliche und seelische Gesundheit zu tun.

Danksagung

Es gibt viele Menschen, die zu dem Entstehen dieses Buches beigetragen haben. An erster Stelle möchte ich meiner langjährigen Freundin Teresa Dunne danken, ohne deren Unterstützung und Geduld ich dieses Buch nicht hätte schreiben können. Ebenso danke ich meiner Freundin Eva Jabs und meinen Nachbarinnen Bettina Grandt und Heidi Kull für ihr gutes Computer-Know-how.

Ich danke meinen Yogalehrern Asha und Keshav Rekai für meine gute Ausbildung und auch dem inzwischen verstorbenen Swami Dr. Gitananda, der sie entwickelt hat. Ein weiterer Dank gilt Erika Hammerström, die mich auf den Weg des „Yogas auf dem Stuhl" gebracht hat, und allen Senioren, sie diesen Weg bisher mit mir gegangen sind.

Ebenso danke ich Irma Dilba-Burnautzki für ihre große Unterstützung und wie sie mir mit positivem Beispiel, ein Buch zu schreiben, vorausging.

Schließlich möchte ich meinen Lektoren Klaus Scheddel und Sonka Hecker danken, die an die Verwirklichung meines Buches glaubten und halfen, diesen Traum zu verwirklichen.

Zum Schluss danke ich meinen Eltern, meinen Geschwistern und allen anderen in meiner Familie. Ganz besonderen Dank gebührt meiner Schwester Andrea Rohnfeld, die mir vor vielen Jahren die ersten Yogaübungen zeigte. Ich danke ihr und ihrem Freund Werner „Spencer" Bläß dafür, dass sie mich auf den Yoga-Weg hinführten.

CDs und eine DVD zum Thema „Yoga auf dem Stuhl" können Sie direkt bei der Autorin bestellen: *www.yoga-clare.com*.

Außerdem kann die DVD auch in jeder beliebigen Buchhandlung oder direkt bei Silenzio bestellt werden:

SILENZIO AG
Badestraße 131
91349 Egloffstein
Tel. 09197-6266280
info@SILENZIO.de
www.SILENZIO.de

Weiterführende Literatur

Bustorf-Hirsch, Maren, und Siegel Karin: *Vitaminreich und naturbelassen biologisch kochen.* Falken Verlag, Niedernhausen 1984.

Dychtwald, Ken: *Körperbewußtsein.* Synthesis Verlag, Essen 1981.

Gach, Michael: *Aku-Yoga.* Kösel Verlag, München 1981.

Hari-Dass, Baba: *Kinder im Garten Yoga.* Tanner und Stachelin Verlag 1989.

Hirschi, Gertrud: *Innere Kräfte entdecken und nutzen.* Bauer Verlag, Freiburg 1996.

Hay, Louise: *Gesundheit für Körper und Seele.* Heyne Verlag, München 1984.

Sivananda Yoga Vedanta Centre: *Yoga Mind and Body.* Dorling Kindersley Verlag, London 1996.

Landolt-Tiedje, Elisabeth: *Yoga.* Mosaik Verlag, München 1992.

Maheshwarananda, Paramhans Swarmi: *Yoga und das tägliche Leben.* Goldmann Verlag, München 1988.

Maheshwarananda, Paramhans Swarmi: *Yoga für Gelenke.* Ehrenwirth Verlag, München 1999.

Nöcker, Rose-Marie: *Gesundheit aus dem Zimmergarten.* Heyne Verlag, München 1984.

Ray, Clarissa: *Mit Farben meditieren.* Edition Tramontane, Bad Münstereifel 1992.

Rhyner, Hans H.: *Richtig Yoga.* BLV Verlag, München 1993.

Rittinger, Eva: *Das biologische Vollwert-Kochbuch.* GU Verlag, München 1987.

Rossbach, Gabi: *Visuelle Meditationen.* Windpferd Verlag, Aitrang 1993.

Roman, Sanaya: *Sich dem Leben öffnen.* Scherz Verlag, Bern-München-Wien, 1987.

Weitere Titel aus dem Verlag Via Nova:

Das große Ayur-Yoga-Praxisbuch

Yogaprogramme für Gesundheit, Vitalität und geistige Kraft

Remo Rittiner

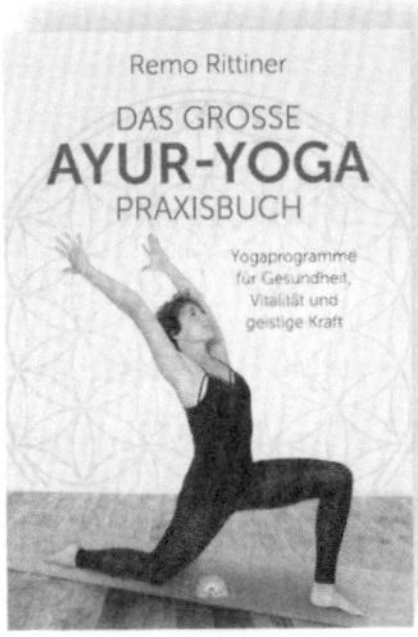

Paperback, 240 Seiten, 560 Fotos, ISBN 978-3-86616-433-8

Dieses Buch basiert auf den Grundprinzipien der Yogatradition von T. Krishnamachayra, die der bekannte und erfahrene Yogaexperte Remo Rittiner auf zeitgemäße Weise zusammengefasst hat. Fundiert werden Geschichte und Entwicklung des Ayur-Yoga sowie die wichtigsten Erkenntnisse aus der westlichen Anatomielehre vermittelt. In seltener Ausführlichkeit bekommt der Lernende mit über 600 Farbfotos die wichtigsten Yogahaltungen und die abwechslungsreichen Übungen dieses kraftvollen und wirksamen Yoga-Programms präzise und übersichtlich präsentiert. Ein außergewöhnliches Yogabuch, das den wertvollen Nutzen des Ayur-Yoga für ein erfülltes und gesundes Lebens in seiner ganzen Bandbreite darstellt. Inspirierend für Yogalehrende, für Anfänger und Fortgeschrittene im Yoga.

Yoga-Meditation für Anfänger

Einfach meditieren lernen – Schritt für Schritt

Anna Trökes

3. Auflage

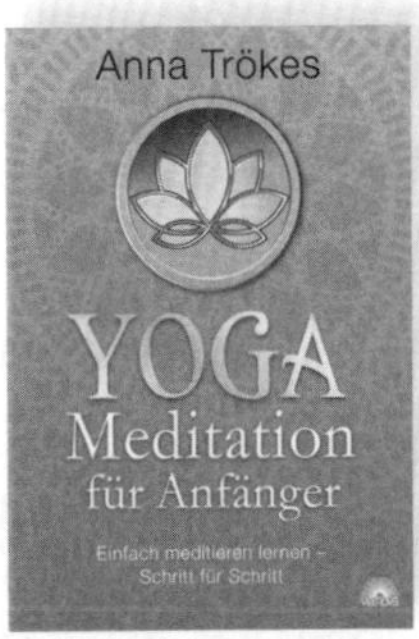

Paperback, 192 Seiten, ISBN 978-3-86616-193-1

Yoga-Meditation lehrt uns, dass alles, was sich in uns abspielt, mit unserer Geisteshaltung zu tun hat. Und an dieser Geisteshaltung können wir arbeiten, wenn wir lernen, sie zu modifizieren. Dazu werden in diesem Arbeitsbuch Methoden vorgestellt, die helfen, einen Zustand wacher Ruhe zu etablieren, aus dem heraus sich Klarheit, innerer Frieden und die Stabilität des Geistes entwickeln können. Diese Qualitäten sind unverzichtbar, damit wir den steigenden Anforderungen des Alltags gewachsen sind und wir unsere mentale und körperliche Gesundheit bewahren können. Damit stellt die Yoga-Meditation einen ganz entscheidenden Beitrag zur Bewältigung unseres modernen Lebens dar. Gleichzeitig ist sie zeitlos und wendet sich an das menschliche Potential in uns, das ebenfalls zeitlos ist und immer der Entfaltung harrt.

Herz-Yoga

Die heilende Kraft inniger Verbindung

Mark Whitwell

2. Auflage

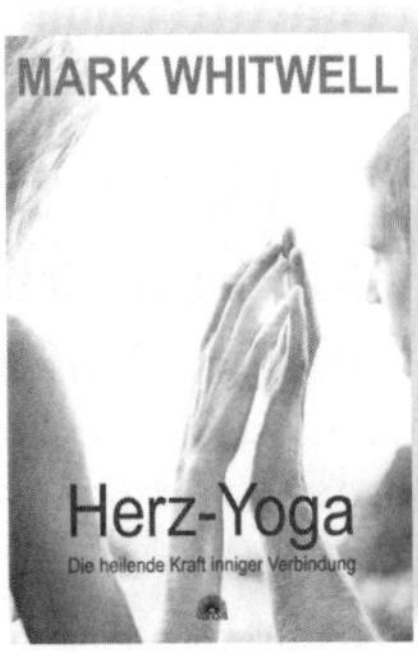

Paperback, 304 Seiten, 160 Fotos und Grafiken, ISBN 978-3-86616-176-4

„Der höchste Ort yogischer Bewusstheit ist das Herz, nicht der Kopf." Und im Herzen sind wir alle schon erleuchtet, meint Mark Whitwell. Er studierte den Yoga bei bedeutenden Meistern wie T.K.V. Desikachar, der ihn auch in den Yoga des Yogameisters T. Krishnamacharia einführt. Im „Herz-Yoga" wagt Whitwell Revolutionäres: Er formuliert ein neues, ein eigenes Yoga – sutra des Herzens: 44 knapp zusammengefasste Weisheiten über das Leben, die Liebe und die Erleuchtung. Yoga ist für den Autor das Leben selbst, ein Tanz des Männlichen und des Weiblichen in gegenseitigem Respekt. Wie sich dies auf die eigene, tägliche Yogapraxis auswirken kann – auch dies kann man in diesem aufrüttelnden Buch lernen.

Hatha-Yoga im Sport

Die moderne Sportwissenschaft trifft auf Grundprinzipien der Körperpraxis des Yoga

Christian Koch

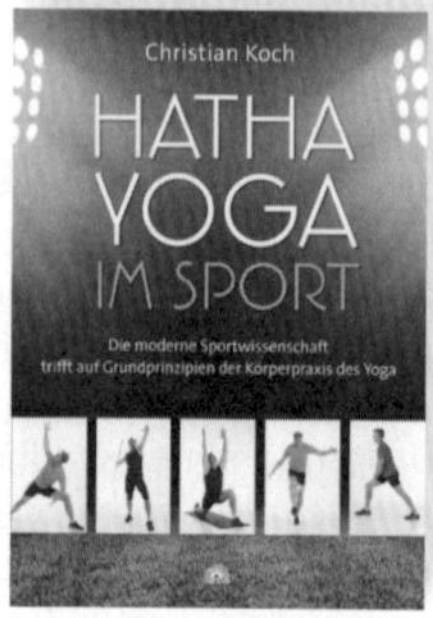

Klappenbroschur, vierfarbig, 120 Seiten, 240 farbige Fotos, 7 Tabellen, ISBN 978-3-86616-404-8

Endlich ein Yogabuch, das sich fundiert und gezielt an alle Sportler richtet! Ganz gleich, ob Breiten- oder Leistungssport, wer Gesundheit und Leistungsfähigkeit mit Hilfe ausgewählter Yogapraxis ausbauen möchte, hat mit diesem Buch einen Volltreffer gelandet. Vom „Warm Up" bis zum „Cool Down" - ein perfektes Zusammenspiel von moderner Sportwissenschaft und fundiertem Yogawissen! Neben wertvollen Infos über Muskulatur, Sehnen und Faszien, gekonntes Dehnen und Stretching erfahren Sie auch, wie Sie Ihre Beweglichkeit verbessern und möglichen Verletzungen vorbeugen können. Grandios der praktische Teil, der für die populärsten Sportarten passgenaue Yoga-Übungen bietet. Dieses innovative Yoga-Buch ist wichtig für alle Sportler, Trainer, Übungsleiter und Fitnessfreunde und natürlich für Yoga-Lehrende und Yoga-Praktizierenden!

Heilmethode Nadi-Muskeltherapie

Verspannungen, Schmerzen und Blockaden lösen durch ganzheitliche Behandlungsprogramme und Yogatherapie

Remo Rittiner

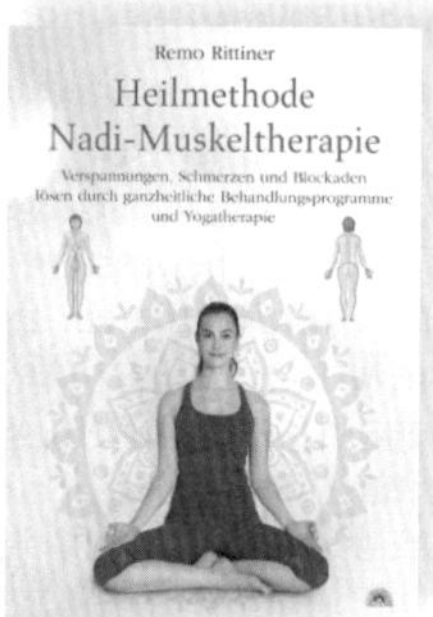

Paperback, 176 Seiten, vierfarbig, 200 farbige Fotos und 80 anatomische Bilder, ISBN 978-3-86616-385-0

Dieses Buch vermittelt erstmals das Grundlagenwissen über die Funktionsweise und die praktischen Anwendungen der Nadi-Muskeltherapie. Der bekannte Yogatherapeut Remo Rittiner hat Jahrtausende altes yogisches und ayurvedisches Wissen mit modernsten Erkenntnissen der Neurophysiologie und Neuroanatomie verbunden und zu einer hochwirksamen ganzheitlichen Therapieform weiterentwickelt. Von der Anamnese bis zum Behandlungsablauf wird anschaulich und konkret erklärt, wie Verspannungen, Schmerzen und Blockaden bei den uns heute bekanntesten Beschwerden gezielt gelöst werden können. Ganzheitliche Übungen aus der Yogatherapie und der spirituellen Praxis ergänzen dieses für unsere Zeit so einzigartige und wertvolle Heilwissen!

Die spirituelle Dimension des Hatha-Yoga

Erwachen in ein höheres Bewusstsein

Gyandev McCord

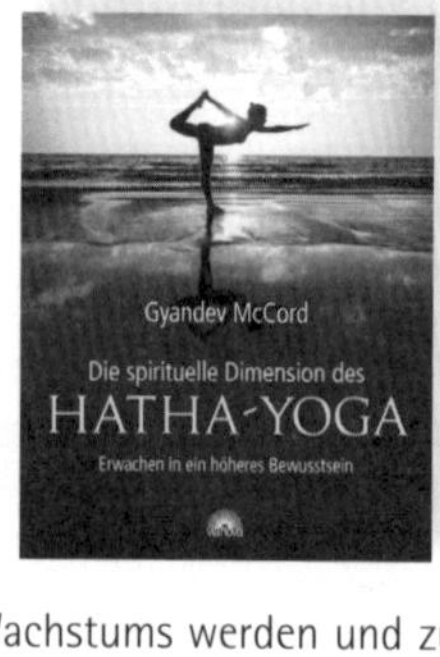

Klappenbroschur, 256 Seiten, 180 farbige Fotos, ISBN 978-3-86616-386-7

Das Üben von Yoga ist wohltuend und gesund für Körper und Seele, doch in der Essenz ist es ein geistiger Weg der Selbsterkenntnis und inneren Transformation. Mit diesem Buch werden Sie die Yoga-Praxis in einer ganz neuen spirituellen Dimension und Kraft kennen lernen, sein wahres Potential und seine außergewöhnlichen Wirkungen auf Bewusstsein und Energiekörper entdecken. In der Tradition des berühmten Lehrers Paramhansa Yogananda, Autor des weltbekannten Bestsellers „Autobiografie eines Yogis", zeigt Gyandev McCord, wie Yoga zu einem einzigartigen Werkzeug spirituellen Wachstums werden und zu wahrhaftigem innerem Frieden und Glück führen kann.

Vollkommene Gesundheit und Vitalität

Paramhansa Yogananda

2. Auflage

Taschenbuch, 144 Seiten, 10 Fotos, ISBN 978-3-86616-402-4

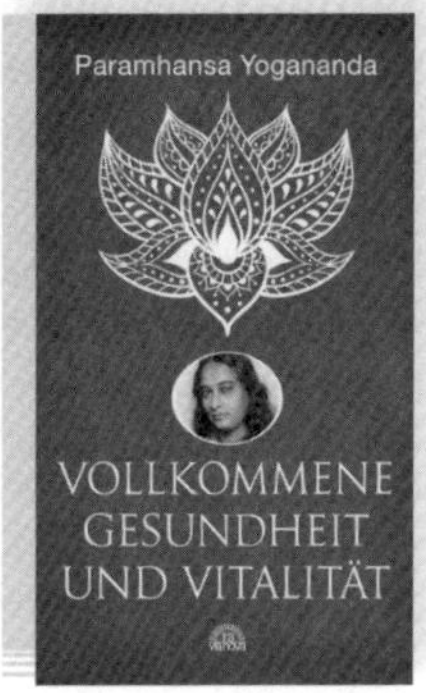

Dieses Buch stammt direkt aus der Quelle der Weisheit eines der bedeutendsten spirituellen Lehrer des 20. Jahrhunderts, und es vermittelt ein einzigartiges und außergewöhnliches spirituelles Wissen. Es zeigt umfassend, wie Sie ganz praktisch und konkret im Einklang mit den natürlichen kosmischen und göttlichen Energien leben können und sie gezielt und effektiv für die Erhaltung Ihrer Gesundheit und Vitalität nutzen können. Behandelt werden alle essentiellen Themen, die ein lebenslanges Wohlergehen ermöglichen, von den vielfältigen Aspekten der Ernährung, über Techniken der Entspannung, Regeneration und Verjüngung bis hin zur bewussten Lenkung kosmischer und göttlicher Energien. Das Buch vermittelt Gesundheitswissen von unschätzbarem Wert, das bei jedem Menschen zu lebenslangem Wohlbefinden beitragen kann.

Yoga für Kinder und Jugendliche

Ausgeglichenheit, Konzentration, Selbständigkeit

R. Sriram / Kornelia Becker-Oberender

2. Auflage

Klappenbroschur, 224 Seiten, 80 farbige Abbildungen, 18 Übungssequenzen, ISBN 978-3-86616-337-9

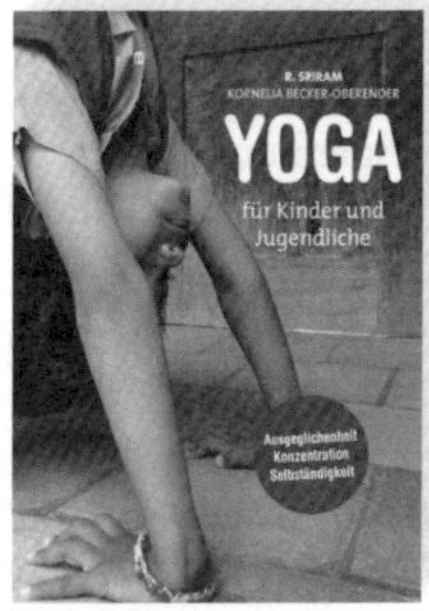

Yoga ist eine wunderbare Möglichkeit, Kinder und Jugendliche an den achtsamen und bewussten Umgang mit ihrem Körper, ihrem Atem und ihrem Geist heranzuführen. Es eröffnet neue Räume für eine rundum gesunde Entwicklung. Ganz wesentlich, damit junge Menschen den Reichtum des Yoga erfahren können, ist eine an Alter und Entwicklung orientierte Praxisvermittlung. Dieses Buch zeigt mit einmaliger Kompetenz, anschaulich und einfühlsam den überragenden pädagogischen Nutzen der Yogapraxis für alle Lebensaspekte junger Menschen in Schule und Elternhaus. Konkrete Übungen, lebendige Reflexionen und feine didaktischen Erläuterungen machen das Buch zu einem unersetzlicher Begleiter für alle, die Yoga als ein Juwel ganzheitlicher Bildung entdecken möchten.

Spiraldynamik® – Achtsame Körperhaltung

Liegen, sitzen, stehen, gehen – Die besten Übungen für ein neues Körperbewusstsein

Renate Lauper / Dr. med. Christian Larsen

2. Auflage

Klappenbroschur, 176 Seiten, 120 farbige Abbildungen, ISBN 978-3-86616-336-2

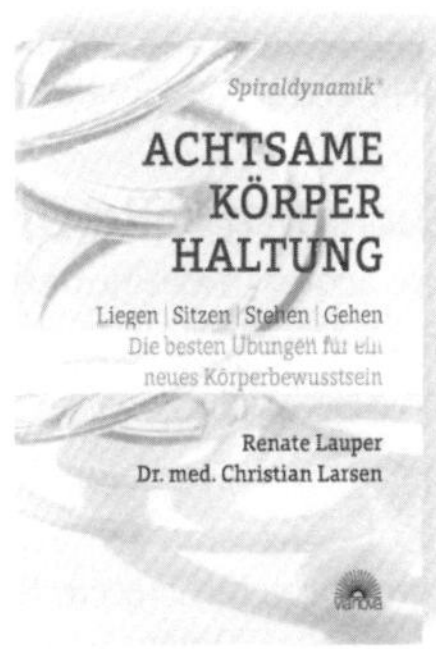

Entdecken Sie in diesem Buch die preisgekrönte und tausendfach bewährte Erfolgsmethode der Spiraldynamik, die auf einer gänzlich neuen Betrachtung des evolutionären menschlichen Bauplans basiert. Es zeigt einen konkreten und anatomisch sinnvollen Weg, wie Sie sich körperlich verändern und aufrichten können. Erfahren Sie wie durch die Bewusstheit der körperlichen Bewegung und Haltung ein vollkommen neues Lebensgefühl geweckt werden kann – frei von Beschwerden, zentriert, präsent, selbstbewusst, in Würde, kraftvoller Lebendigkeit und Ausstrahlung. Bahnbrechende Einsichten über die menschliche Anatomie und seiner Bewegungen werden hier ganz praktisch und konkret in einem perfekt aufeinander abgestimmten Übungsprogramm vermittelt, das behutsam und nachhaltig in die Aufrichtung führt. Achtsamkeit bedeutet, Körperbewusstsein im Alltag zu kultivieren.

Das Geheimnis wahren Glücks

Paramhansa Yogananda

Taschenbuch, 128 Seiten, ISBN 978-3-86616-505-2

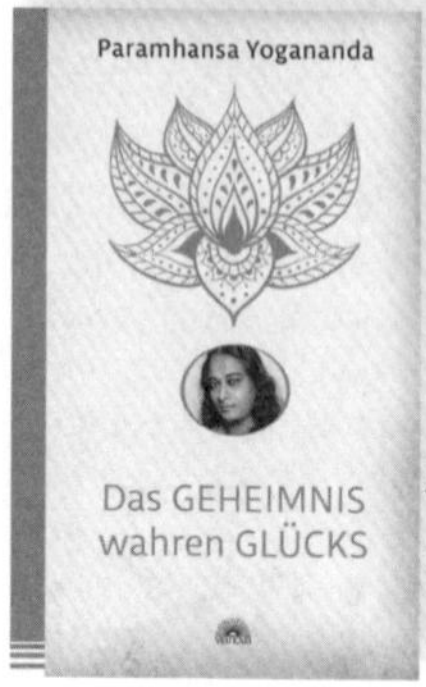

Einer der größten spirituellen Meister unserer Zeit verrät uns in diesem Buch das kostbarste Geheimnis des Lebens: Er weist uns den Weg zu innerem Glück, das nicht von den Unwägbarkeiten des Alltags abhängig ist. Er zeigt uns, wie wir ein wahrhaft erfülltes und glückliches Leben führen können. Es ist in der Wesensnatur des Menschen angelegt, nach Glück zu streben, zugleich aber auch seine größte Herausforderung, es zu finden. Wie oft verwechseln wir das wahre Glück mit materiellem Besitz, mit reinen Äußerlichkeiten und falschen Idealen? Und wer kann von sich behaupten, dass er im tiefsten Herzen wirklich glücklich ist? Dabei ist wahres Glück viel leichter zu finden, als man annehmen könnte. Paramhansa Yogananda zeigt uns in diesem Buch, wo wir das wahre Glück finden, wie wir auch andere Menschen daran teilhaben lassen und wie wir die Qualität des Glücklichseins kultivieren können.

Die Stille im Chaos

Über die Freude wahrer Meditation

Jeff Foster

Klappenbroschur, 160 Seiten, ISBN 978-3-86616-502-1

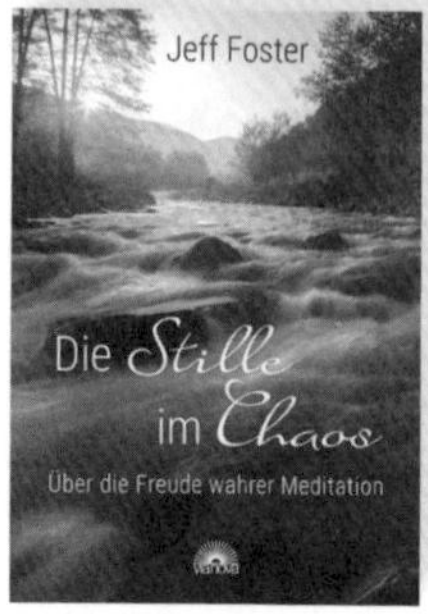

Der bekannte spirituelle Lehrer Jeff Foster lädt uns in seinem neuen Buch ein, den inneren Zufluchtsort wahrer Meditation zu entdecken. Für ihn ist die Meditation ein unermesslich großes, nichtduales Feld der Präsenz, das für jeden von uns in jedem Augenblick zugänglich ist, ein Ort der Mühelosigkeit, an dem wir authentisch sein können – mit all unseren Unvollkommenheiten, unserer Erschöpfung, unseren Zweifeln und Ängsten. Meditation dient nicht dazu, dem Leben und seinen unangenehmen Seiten zu entfliehen, sondern fordert uns vielmehr auf, mit Neugierde und kindlichem Staunen in das „heilige Chaos des gegenwärtigen Augenblicks" einzutauchen, unsere tiefsten Verletzungen in liebende Bewusstheit zu hüllen und Licht in unser Dunkel zu bringen. Wahre Meditation lässt uns erkennen, dass wir vollkommen sind – genau so, wie wir sind. Inspirierende Botschaften, poetische Betrachtungen und ganz persönliche Geschichten machen dieses Buch zu einer wunderbaren Kraftquelle, aus der wir immer wieder neu schöpfen können!

Empathie – Ich fühle, was du fühlst

Bin ich ein Empath? So lerne ich meine empathischen Fähigkeiten anzunehmen und in Balance zu leben

Dr. Stephanie Red Feather

Klappenbroschur, 320 Seiten, ISBN 978-3-86616-484-0
E-Book: 978-3-86616-494-9

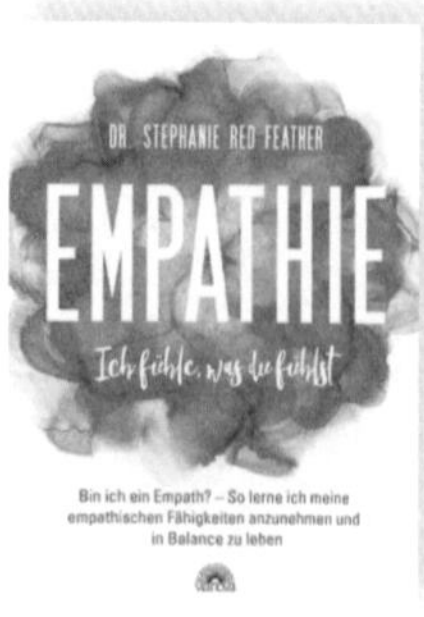

Kennen Sie das? Oft werden Sie von dem, was Sie wahrnehmen, spüren, empfinden und fühlen, vollkommen überwältigt. Und manchmal wissen Sie nicht, ob Sie sich selbst oder andere Menschen fühlen. Wenn Ihnen das vertraut vorkommt, sind Sie wahrscheinlich ein Empath! Extrem sensibel und empfänglich für subtile Energien, Emotionen und Schwingungen. Die Schamanin und Empathin Stephanie Red Feather hat ein halbes Leben gebraucht, um dieses Phänomen bei sich zu erforschen und herauszufinden, welch riesiges Potenzial Empathen in sich tragen. Daraus ist dieses Buch entstanden. Ein grandioser Leitfaden mit wertvollem Wissen sowie vielen Techniken und praktischen Übungen, die Empathen befähigen, in ihre Kraft und Mitte zu kommen und bewusst ihre Gaben und Herzqualitäten für sich und andere einzusetzen.